北京大学第一医院皮肤科临床思维教程

——以问题为中心的探讨

涂 平　陈喜雪　编　著

U0197275

北京大学医学出版社

BEIJINGDAXUE DIYIYIYUAN PIFUKE LINCHUANG SIWEI JIAOCHENG

图书在版编目（CIP）数据

北京大学第一医院皮肤科临床思维教程：以问题为
中心的探讨/涂平,陈喜雪编著. —北京：北京大学
医学出版社，2014.9（2025.3重印）

ISBN 978-7-5659-0901-6

Ⅰ. ①北… Ⅱ. ①涂…②陈… Ⅲ. ①皮肤病—诊疗—
教材 Ⅳ. ①R751-62

中国版本图书馆 CIP 数据核字（2014）第 161217 号

北京大学第一医院皮肤科临床思维教程

编　　著：涂　平　陈喜雪

出版发行：北京大学医学出版社

地　　址：（100191）北京市海淀区学院路 38 号　北京大学医学部院内

电　　话：发行部 010-82802230；图书邮购 010-82802495

网　　址：http://www.pumpress.com.cn

E - mail：booksale@bjmu.edu.cn

印　　刷：北京金康利印刷有限公司

经　　销：新华书店

责任编辑：王智敏　　责任校对：金彤文　　责任印制：李　啸

开　　本：889 mm×1194 mm　1/24　印张：12　字数：319 千字

版　　次：2014 年 9 月第 1 版　　2025 年 3 月第 5 次印刷

书　　号：ISBN 978-7-5659-0901-6

定　　价：85.00 元

本书由
北京大学医学科学出版基金
资助出版

作者简介

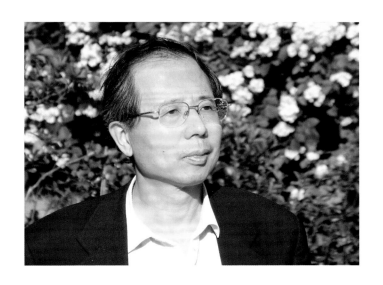

　　涂平，1960 年生于北京。1984 年获北京医学院（现北京大学医学部）医疗系学士学位，1989 年获北京大学第一医院皮肤病学硕士学位，1993 年获日本爱媛大学医学博士学位。1984 年至今一直在北京大学第一医院皮肤科工作。现为皮肤科副主任、教授、博士生导师；中央保健局会诊专家、中华医学会皮肤性病学分会皮肤病理学组副组长；国内多家专业杂志编委。经过 30 年的探索和实践，对复杂、疑难和重症皮肤病形成了独特的诊治风格。获得多项国家级和部委级科研基金。主编《中国皮肤病与性病图鉴》等多部专著。

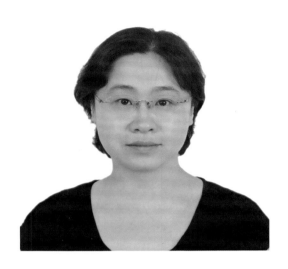

　　陈喜雪，1970 年生于重庆。1993 年获北京医科大学（现北京大学医学部）医疗系学士学位，1999 年获北京大学第一医院皮肤病学博士学位。1993 年至今一直在北京大学第一医院皮肤科工作。现为主任医师、硕士生导师；中华医学会皮肤性病学分会皮肤性病治疗学组委员，中华医学会皮肤性病学分会北京地区青年委员。通过二十余年的学习和工作，在自身免疫性大疱性皮肤病及皮肤病理学方面积累了较多经验，并且长期负责科室研究生和住院医师临床技能培训工作以及皮肤病理学习班的主讲，在临床教学方面颇有心得。曾获得三项省部级科技进步奖以及全国优秀中青年皮肤科医师奖。主编《皮肤性病学学习指导》《皮肤性病学》（第 2 版）等，参编多部皮肤科学教材及专著。

前　言

目前国内外出版的皮肤病学著作种类繁多，有各种教科书、鸿篇巨著，也有各种图谱和手册式的"口袋书"，可谓琳琅满目，各具特色。为医学生和各年资的皮肤科医生提供了多种选择。

我们从事皮肤病临床医疗和教学多年，接触过全国许多皮肤科医生，特别是基层的初级和中级医生。发现很多皮肤科医生对皮肤病基本损害的认识和把握存在明显不足，特别是从皮疹入手进行诊断和鉴别诊断，而这正是制约大多数皮肤科医生临床水平提高的"瓶颈"所在。究其原因，主要是缺乏有关方面的教学和指导。浏览众多的皮肤病学著作，涉及皮肤病皮疹的诊断和鉴别诊断分析，要么蜻蜓点水、一带而过，要么脱离临床实际，从理论到理论，为鉴别而鉴别。真正结合实际地系统阐述此类专题的著作很少。

北京大学第一医院（以下简称"北大医院"）皮肤科在我国皮肤科学界享有崇高的学术声誉。我们有幸在此从事医疗、教学和科研工作多年，经过其深厚底蕴的长期熏陶，形成了对皮肤病和皮疹独特的理解；经过长时间的探索和实践，集合了北大医院皮肤科集体智慧的结晶，建立了很好的诊断和鉴别诊断的临床思维模式。在全国学术会议等多种场合上我们做的有关临床思维方面的专题讲课大受欢迎，很多医生反映对提高临床诊断鉴别水平很有裨益。因此，把北大医院皮肤科的有关经验系统化、理论化形成学术著作，一定会对培养中青年医生正确的临床思维很有帮助。

本书的特色是从皮肤科临床实际出发，模拟皮肤科医生诊治患者的真实过程：即首先获得的是患者的皮疹表现及其临床经过，通过一个个以某种代表性皮疹为特征的中心病例，着重指导医生从基本损害入手，通过对皮疹的分布、大小、颜色、表面、境界、质地、演化等进行分析获得正确的诊断并进行鉴别诊断，培养医生正确的临床诊断思维模式，提高临床诊断和鉴别诊断水平。与以往的皮肤病学著作不同，本书不是皮肤病的百科全书，而是一本专门教授皮肤科医生临床思维的著作；这本书不是要告诉读者某种疾病的表现是什么，而是要告诉读者这种皮疹为什么要考虑此病，而不是彼病。

为了尽可能贴近临床实际，本书以某一类基本损害为切入点，选择了典型和不典型的皮疹和病例，通过横向的分析比较，阐述正确的临床思维方法和模式。因为篇幅有限，只对部分具有代表性的皮疹和疾病进行了分析。如果在本书的阅读和使用过程中，读者需要更多的有关示教分析，我们可以考虑推出本书的第二辑、第三辑甚至更多，以呈现给大家更丰富的病例分析演示。

为了确保编写质量，本书的全部章节均由涂平医生和陈喜雪医生分别亲自执笔编写，以使读者体会到纯正的北大医院皮肤科的诊治风格。尽管如此，我们仍然担心不能完整地反映出北大医院皮肤科临床学术思想。同时，我们要感谢北大医院皮肤科的全体员工，包括医生、护士、研究人员和技术人员，正是他们的辛勤工作和长期不懈的努力，创造出得以传承的北大医院皮肤科的学术思想。

本书主要是作为初级和中级皮肤科医生的临床参考用书，特别适用于住院医生、主治医生和各级进修医生培训，也可以作为高级职称医生教学的辅导用书。希望读者结合临床实际进行学习，并且希望通过本书，能够促进我国皮肤科医生的临床诊断和鉴别诊断水平的提高。

鉴于我们水平有限，本书中一定会有错误和不足，我们也真诚地希望广大读者给予批评指正，并提出宝贵意见，以便此后我们进行补正，共同提高。

涂平　陈喜雪

2014 年 4 月　于北京

目　录

第一部分

丘疹/丘疱疹性皮肤病

陈喜雪

泛发性丘疹

（嗜酸细胞增多性皮炎；鉴别泛发型湿疹、药疹、多形性类天疱疮、疥疮）

病例介绍

患者，女性，59 岁。

主诉：全身反复皮疹伴瘙痒半年。

现病史：患者 6 个月前开始，胸背出现红色皮疹，瘙痒明显。自认为于 1 周前吃感冒药物过敏，未就医。但皮疹 1 个月后仍不见好转，去附近医院就医，考虑皮肤过敏，给予氯雷他定、外用炉甘石洗剂等 1 周，没有效果。又到一家中医院就诊，医生诊断为脾胃不合的湿热，给予汤药 14 付，并外用黄连膏等，皮疹仍无好转，并且不断有新皮疹出现；再次去该医院，医生给"脱敏针"注射一次，几天后，皮疹明显好转，瘙痒减轻，2 周左右基本痊愈，患者自行停止各种治疗。但接近 4 周时皮疹又逐渐加重，瘙痒剧烈。自认为是 1 周前吃羊肉等过敏，又去另一家医院就医。医生对其进行过敏原检查，发现对多种肉类、鱼虾、花粉、金属、香料等过敏。此后一直避免接触有关过敏物质，但病情没有改善。又到当地一些医院治疗，使用多种药物（具体不详），没有明显效果，病情时轻时重，迁延不愈。

既往史和家族史无特殊。

体格检查：一般情况好，心、肺、腹物理检查无异常发现。

皮肤科检查：躯干、四肢广泛、多发性小丘疹，3 ~ 5mm 大小，散在分布，部分皮疹结痂，有抓痕（图 1.1、图 1.2）。

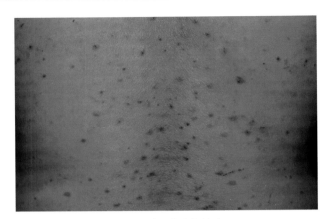

图 1.1   躯干丘疹结痂

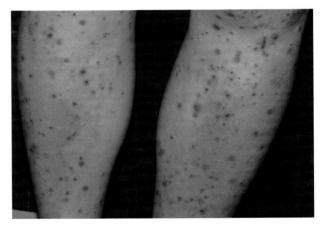

图 1.2   小腿丘疹结痂

Q：根据照片中皮疹，经常要考虑的疾病有哪些？

A： 皮疹特点为小丘疹，广泛分布，临床需要考虑的疾病包括：泛发性湿疹、自敏性皮炎、癣菌疹、疥疮、药疹、多形性类天疱疮等。

Q：皮疹结合病史后，上述考虑的疾病有哪些取舍？

A：病史中没有手足先有皮疹，没有水疱和指／趾缝间糜烂和渗出过程，而且皮疹持续半年，所以一般不考虑自敏性皮炎和癣菌疹等诊断。关于药疹，种类和疹型多样，发疹型一般为急性红斑丘疹，水肿性，停药后2周左右可以缓解，不会持续数月不退。关于湿疹样药疹，非常少见，皮疹多由于局部使用药物而诱发，所以皮疹一般较为局限，很少全身泛发，该患者皮疹和疾病过程都不符合。至于疥疮，多以散在性小丘疹为主，与该患者病情有些相似，所以需要在检查中特别关注好发部位和特殊损害。

再次检查患者，腋下、手腕、外阴等皮肤细嫩和皱褶处未见皮疹。

Q：根据上述分析，多数鉴别性疾病都排除了，是否可以确诊湿疹了呢？

A：一般而言，可以诊断湿疹，但如果我们仔细研究一下该患者皮疹照片，会发现此"湿疹"与彼湿疹不同。对泛发性湿疹而言，皮疹常有多形性，有不同程度的水疱和渗出，随病情发展，会聚集融合成片状或盘状（图1.3）。而该患者病程半年，皮疹仍为一致的小丘疹，分布较均匀，没有水疱，没有渗出，没有融合（图1.4）。显然有悖于通常的湿疹表现。

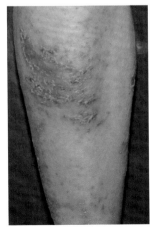

图 1.3　湿疹

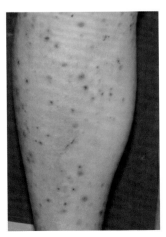

图 1.4　小腿一致的小丘疹

Q：难道这是一种特殊的湿疹抑或是其他疾病？该患者需要做哪些检查？

A： 血常规、皮疹活检病理检查是最基本的。

Q：检查结果：血常规：白细胞（WBC）$11.8×10^9$/L，嗜酸性粒细胞（EO）$1.8×10^9$/L；病理检查见真皮浅中层小血管周围灶状淋巴细胞浸润，伴部分嗜酸性粒细胞浸润（图1.5），未见基底细胞水肿、真皮乳头水肿及表皮下疱。结合这些检查，该患者的诊断如何考虑？

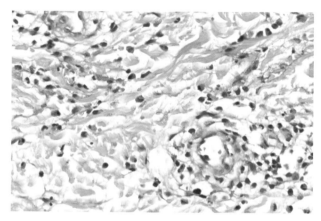

图 1.5　嗜酸细胞增多性皮炎组织病理表现

A： 上述新提供的检查结果，使诊断向嗜酸性粒细胞增多性皮肤病上聚焦。虽然类天疱疮也可以引起真皮和外周血的嗜酸性粒细胞增多，但病理上未显示类天疱疮的特征性改变。

Q：根据嗜酸性粒细胞增多性皮肤病的分类，该患者还需要补充哪些资料？

A： 需要追问病史中有无反复咳喘、发热；补充全身浅表淋巴结情况；检查胸部 X 线片、腹部 B 超、血 IgE、嗜酸细胞阳离子蛋白（ECP）、骨髓穿刺、心电图、有关寄生虫方面检查等。如有条件可做直接免疫荧光和血清中类天疱疮抗体的检测以进一步排除多形性类天疱疮。

Q：上述补充检查均没有异常发现，下一步应当如何诊断？

A：根据湿疹样慢性皮疹，皮疹中嗜酸性粒细胞浸润，血液中嗜酸性粒细胞计数情况，目前可诊断为嗜酸性粒细胞增多性皮炎。

Q：此病例是如何治疗的？

A：确诊后，局部外用曲安奈德益康唑乳膏（商品名：派瑞松），每天 2 次；口服雷公藤多苷，20mg tid。皮疹在 3 天后开始有轻度减轻，但一直使用了近 4 周，总体改善不满意。随即改为沙利度胺 50mg bid，连续 2 周，出现面部肿胀、瘙痒，皮疹无明显缓解，又使用秋水仙碱 1mg qd 连续 10 天无明显效果。因为患者皮疹较广泛，瘙痒剧烈，严重影响生活质量，所以采用泼尼松 15mg bid，3 天后明显好转，10 天痊愈。4 周后药物减少为 10mg qd，再用 1 周停药。3 周后患者复查时，诉近几天来又有瘙痒，出皮疹。体格检查：躯干、大腿内侧几十个淡红色丘疹，5mm 大小，水肿性，无鳞屑。预示病情有早期复发，所以恢复泼尼松 15mg qd，皮疹和瘙痒在 1 周左右消失。此后泼尼松 12.5mg qd，维持治疗 6 个月，7.5mg qd 维持 1 年后，停药至今无复发。

小结

嗜酸性粒细胞增多性皮炎在临床时有遇到，其临床皮疹表现可有多种形态。本病例主要表现为湿疹样，其他常见类型还有荨麻疹样 / 水肿性红斑样、痒疹样、红皮病样等，因此需要和有关疾病鉴别。关键不是追求此诊断，而是尽量寻找有关原因，如特殊感染、药物反应、恶性肿瘤等。此类疾病治疗困难，顽固或严重患者，最后选择是糖皮质激素系统治疗；如果仍然不能控制病情，还可选择硫唑嘌呤甚至环孢素等。而且疗程长，需要长期维持或巩固治疗。治疗期间要注意药物有关的不良反应。

泛发性红丘疹

（发疹型药疹；鉴别感染性发疹）

病例介绍

患者，女性，46 岁。

主诉：全身皮疹伴痒 1 天。

现病史：患者 1 天来突然出现全身广泛的红色皮疹伴瘙痒。患者 3 天前出现咽痛伴发热 38.5℃，自行服用阿莫西林和酚麻美敏（商品名：泰诺）。

个人史，家族史：无特殊。

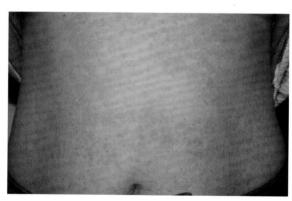

图 2.1　躯干红色斑疹、丘疹

体格检查：一般状况可，体温 37.5℃。心、肺、腹等物理检查未见异常。

皮肤科检查：面部、躯干、四肢广泛的水肿性红色斑疹及小丘疹，表面光滑，压之褪色。部分区域皮疹有些融合（图2.1）。

Q：导致皮疹的原因主要考虑哪些因素？该病例的病史和体检还应重点补充什么？

A：皮疹的特点是急性发作，全身广泛的红斑丘疹。这种情况主要有两种原因：过敏和感染。所以病史还应关注皮疹是各部位同时出现还是有顺序先后，患者的过敏史，以及感染疾病接触史。体检时还应注意黏膜、浅表淋巴结和呼吸道的体征。必要时还需要进行血常规、C 反应蛋白、咽拭子等检查。

Q：进一步询问，得知患者各部位皮疹基本同时出现，既往青霉素过敏。咽部略红，其他黏膜部位无异常，下颌淋巴结肿大压痛，肺部听诊无明显异常。血常规：WBC 9.8×10^9/L，EO 0.8×10^9/L。诊断是否有所倾向？

A：患者全身瘙痒性的急性皮疹，有前驱服药史，既往存在类似结构药物的过敏史，故而首先考虑发疹性药疹的诊断，阿莫西林引起的可能性大。

Q：此病例如何治疗？

A：停用阿莫西林和酚麻美敏，嘱患者多饮水。给予抗过敏药物 3 天，患者体温正常，咽痛不明显，但皮疹消退不明显，瘙痒仍重。肌内注射倍他米松（商品名：得宝松）1ml，3 天后皮疹完全消退。

Q：如果是感染性发疹，有哪些病因容易导致类似的发疹呢？临床上有什么特点？

A：感染性发疹常见的是一些呼吸道传染性疾病，如风疹、麻疹、猩红热、传染性单核细胞增多症等。它们都是前驱发热然后出疹，皮疹常无瘙痒感，除皮疹外黏膜受累常见，并且各自还有一些特征性的改变。如猩红热的草莓舌、麻疹的卡他现象、风疹的耳后淋巴结肿大等。临床考虑感染性发疹时，血常规的检查和必要的病原学检查也很重要。猩红热引起外周白细胞计数明显上升、核左移，麻疹导致外周血白细胞下降、淋巴细胞升高，外周血异常淋巴细胞增加则是传染性单核细胞增多症的特点。

小结

　　急性发疹性皮疹在皮肤科不少见，尤其是伴随发热是急诊经常遇到的情况。当患者在发疹之前既有感染的迹象同时有服药史，如何尽快判断是哪种原因所致非常重要，因为治疗方向截然不同。皮疹瘙痒的程度，发热与皮疹的关系，服药时间与皮疹的关系，既往的过敏史，感染接触史等都必须重点询问。体检时应关注黏膜的改变和浅表淋巴结的情况。有时血常规的结果也有助于判断。

病　例 3

泛发性红丘疹，少许脱屑

（滴状银屑病；鉴别玫瑰糠疹、梅毒、扁平苔藓、副银屑病）

病例介绍

　　患者，男性，25 岁。

　　主诉：躯干、四肢皮疹伴轻痒 1 个月。

　　现病史：患者 1 个月前开始躯干出现红色的小丘疹伴轻度瘙痒。口服西替利嗪及外用糠酸莫米松乳膏（商品名：艾洛松），效果不明显。皮疹逐渐增多，波及躯干四肢。患者出皮疹前 2 周曾出现咽痛伴发热，耳鼻喉科诊断为扁桃体炎，口服头孢拉定治疗 10 天症状消失。

　　既往有磺胺过敏。家族史无特殊。

　　体格检查：一般情况好，心、肺、腹物理检查无异常发现。

　　皮肤科检查：躯干、四肢散在、多发 2～5mm 大小红色圆形丘疹，境界清楚，表面少许白色鳞屑，轻微刮除后表面鲜红（图 3.1），无渗出、无结痂。双手足掌跖无皮疹。

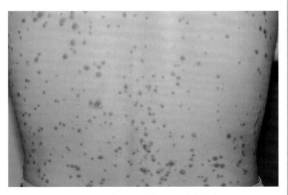

图 3.1　躯干丘疹、少许鳞屑

Q：根据该患者的皮疹特点，考虑哪些疾病？

A： 全身广泛的小丘疹，表面有鳞屑，但无渗出。首先不考虑表皮存在明显海绵水肿的皮炎湿疹类皮肤病。临床常见的皮肤病包括急性滴状银屑病、玫瑰糠疹、二期梅毒疹、扁平苔藓样药疹、滴状副银屑病等。

Q：患者在病史中存在前驱的上呼吸道感染史和服药史，这些在此病的诊断与鉴别诊断中有何意义？

A： 急性滴状银屑病和玫瑰糠疹的患者在出现皮疹前常有上呼吸道感染史，尤其是前者与链球菌感染的关系密切。药物所导致的皮疹往往也是全身泛发对称的，扁平苔藓样药疹的进展速度则比常见的发疹性药疹慢，病程更长。虽然梅毒、副银屑病与上呼吸道感染史、服药史无明显关联，但并不能排除此病。

Q：根据目前的皮疹特点，基本可以排除哪些疾病？

A： 玫瑰糠疹的皮疹多分布于躯干，四肢较少，而且大部分皮疹为椭圆形斑块（图3.2），基本可以排除。滴状副银屑病和泛发性的扁平苔藓多为圆形丘疹，表面

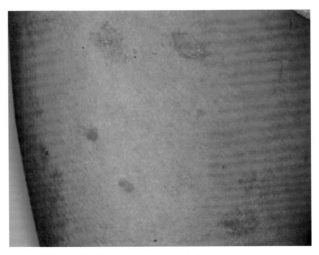

图 3.2　玫瑰糠疹

也可有少许鳞屑，但刮除鳞屑没有鲜红的表面（图 3.3），所以也不考虑。

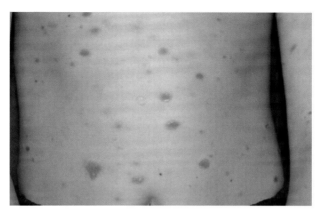

图 3.3　滴状副银屑病

Q：二期梅毒疹可以排除吗?

A：二期梅毒疹的疹型变化很多，虽然体格检查中未发现特征性的掌跖领圈状脱屑的红斑，尚不能排除。病史中应询问是否存在可能的接触史，是否有过硬下疳的表现。专科体检时应注意是否存在二期梅毒的其他表现，如扁平湿疣、口腔黏膜斑等。如患者存在危险接触史，可行梅毒血清学检查。

Q：还可以做哪些进一步的检查以明确诊断?

A：皮疹的组织病理检查非常有帮助。

Q：病理结果：表皮轻度增生，角质层灶状角化不全，部分区域中性粒细胞聚集（muro 脓疡），真皮浅层血管周围淋巴细胞灶状浸润（图 3.4）。此时该患者的诊断如何考虑?

A：应该诊断为滴状银屑病。角质层内的 muro 脓疡是滴状银屑病的特点；梅毒疹的表皮内易发现中性粒细胞而真皮内可见明显的浆细胞；扁平苔藓有颗粒层的增厚、界面改变和真皮淋巴细胞的苔藓样浸润。玫瑰糠疹和副银屑病都是浅层血管周围炎，病理上缺乏具有诊断价值的特点。

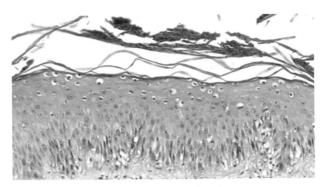

图 3.4　滴状银屑病病理表现

Q：此病例是如何治疗的？

A：先期给予清热凉血的中药，以及地奈德乳膏外用，3 周后基本无新皮疹出现，原皮疹颜色变暗，但消退不明显。增加 NB-UVB 的光疗，3 次 / 周，糠酸莫米松乳膏每天一次，1 个月后停止外用糖皮质激素，2 个月后皮疹明显减少停止光疗。治疗半年后皮疹无复发。

小结

急性滴状银屑病是寻常型银屑病的特殊类型，但由于皮疹发疹较快，临床上缺乏典型的云母状鳞屑和 Auspitz 征，容易漏诊。但患者前驱的上呼吸道感染史，往往可以提醒医生考虑这个病的可能。若常规的体检不能明确，组织病理的检查是非常有力的证据。在疾病进展期时，若尚存在明显的上呼吸道感染，应给予抗生素治疗，外用治疗避免刺激性的药物。部分患者数月后可痊愈，也有部分患者转为慢性的寻常型银屑病。

病　例 4

反复丘疹、脱屑、坏死

（急性痘疮样苔藓样糠疹；鉴别淋巴瘤样丘疹病、丘疹坏死性结核疹、血管炎）

病例介绍

患者，男性，16 岁。

主诉：躯干四肢反复红色皮疹及坏死结痂 1 年，伴轻痒。

现病史：1 年前无明显诱因，患者从上肢开始出现红色的多发丘疹、丘疱疹伴轻痒，部分皮疹破溃，形成黑色痂皮，数周后可自行消退。但皮损反复出现，并且数目增多，陆续发展至躯干下肢。曾服用抗过敏药物无明显疗效，外用糖皮质激素软膏后皮损可部分消退，瘙痒缓解，但仍有新发皮疹。发病以来，患者一般状况可，无发热等全身症状。

个人史，家族史：无特殊。

体格检查：一般情况好，心、肺、腹物理检查无异常发现。体温正常。

皮肤科检查：躯干、四肢散在 2～5mm 左右红色丘疹，无融合，部分丘疹表面糠状鳞屑，少许丘疹表面黑色结痂（图 4.1）。其间见一些与原皮疹大小一致的萎缩性瘢痕（图 4.2）。

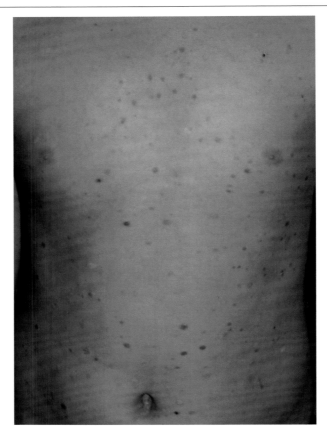

图 4.1　躯干红色丘疹、黑痂

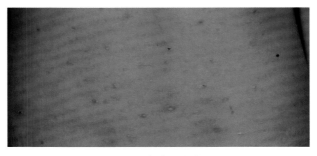

图 4.2　萎缩性瘢痕

Q：本例患者有什么突出的特点？

A：本例患者的皮疹具有多形性，也就是说在同一时期我们可以看到不同形态的皮损，有丘疹、丘疱疹、鳞屑、坏死，愈合后的萎缩瘢痕等。另外一个特点是皮疹的反复发作和自愈倾向。

Q：根据这样的特点，需要考虑的疾病有哪些？

A：首先是急性痘疮样苔藓样糠疹，而淋巴瘤样丘疹病与其最为相似。一些皮肤小血管炎也会出现类似皮疹特别是坏死性皮疹；丘疹坏死性结核疹的基本疹型也是丘疹、脓疱和坏死结痂。而且这 4 种疾病的皮疹愈合后都易遗留萎缩性瘢痕。

Q：目前的资料我们可以首先排除哪些疾病呢？

A：患者皮疹较为广泛，但在一年的发病过程中无明显的全身症状，皮疹虽然有坏死但无疼痛，基本可以排除泛发的皮肤血管炎。丘疹坏死性结核疹主要分布于四肢，可能性也较小。仅仅根据临床表现，淋巴瘤样丘疹病与急性痘疮样苔藓样糠疹不易区分，但淋巴瘤样丘疹病更容易出现较大的结节性损害（图 4.3）。

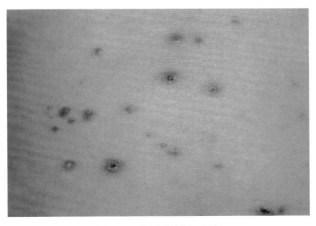

图 4.3　淋巴瘤样丘疹病

Q：还需要进一步做哪些检查？

A：组织病理检查非常关键，必要时还应进行免疫组织化学染色。

Q：皮肤病理结果：表皮散在坏死角质形成细胞，界面改变，真皮乳头红细胞外渗并部分进入表皮，真皮浅层淋巴细胞带状浸润，真皮中层血管周围淋巴细胞灶状浸润。真皮内淋巴细胞均为小淋巴细胞，未见细胞异形性。未见血管壁异常，未见组织细胞（图 4.4）。根据病理结果是否可以确诊？

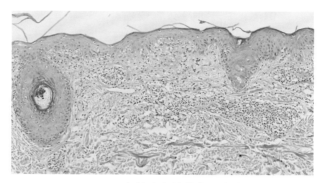

图 4.4　急性痘疮样苔藓样糠疹

A：病理检查对该患者的诊断意义重大。皮肤病理未见血管炎的改变，也没有肉芽肿的改变，所以可以排除血管炎和丘疹坏死性结核疹。虽然淋巴瘤样丘疹病与急性痘疮样苔藓样糠疹在病理的结构模式上非常相似，但淋巴瘤样丘疹病属于低度恶性的 T 细胞淋巴瘤，所以真皮中的淋巴细胞除了反应性的炎症细胞以外，还可见异形的淋巴细胞和淋巴细胞亲表皮性，并常有嗜酸性粒细胞、中性粒细胞和组织细胞等炎症性细胞成分。

Q：急性痘疮样苔藓样糠疹的皮肤病理有什么特点？

A：表皮坏死角质形成细胞、界面的改变、血管外红细胞、真皮浅中层的淋巴细胞浸润。

Q：患者的治疗过程如何？

A：患者服用中药治疗，同时配合 NB-UVB 的照光治疗，炎症重的皮疹外用卤米松软膏。半年后皮疹明显减少，遂停止治疗，1 年后自愈。

小结

急性痘疮样苔藓样糠疹好发于青少年。疾病的名称很好地反映了皮疹的特点，容易出现坏死和细碎鳞屑。发病初期的急性过程时也可伴有发热、淋巴结大、关节痛等全身症状，但较长时间的反复发作和皮疹的自愈倾向更具特征。发病早期可选择红霉素类或四环素类药物抗炎治疗，病情反复发作期紫外线照射效果较好，但仍有部分患者病程迁延不愈。

全身红斑丘疹

（二期梅毒疹；鉴别湿疹、银屑病、玫瑰糠疹、药疹）

病例介绍

患者，男性，37岁。

主诉：头面、躯干部皮损2周，无不适。

现病史：患者2周前发现前胸出现一些红点，无瘙痒，以往吃东西过敏，自行服用西替利嗪每天2片，连续1周，皮疹反而增多、增大。患者回忆出皮疹前1周左右有过头痛、乏力、关节痛等不适，以为是感冒，自行服用酚麻美敏（泰诺）等药物，数日后症状缓解。

家族史：无特殊。

个人史：无特殊，否认药物过敏史。

体格检查：心、肺、腹物理检查无异常。

皮肤科检查：面部、躯干、四肢广泛、密集、对称、均匀分布的红斑、斑丘疹，5～8mm大小，表面无鳞屑，充血性，浸润不明显，境界不清楚（图5.1）。

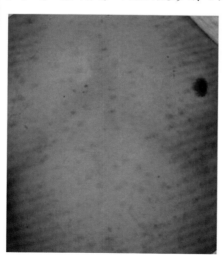

图 5.1　躯干红斑、斑丘疹

Q：根据照片中皮疹，经常要考虑的疾病有哪些？

A：患者的基本损害是发疹性红斑、丘疹，临床上最常考虑的疾病是药疹、病毒疹、银屑病、湿疹等。

Q：根据目前皮疹特点，临床上可以初步排除哪些疾病？

A：首先，皮疹非常一致，比一般湿疹的丘疹大，没有渗出、结痂等，没有融合趋势，不痒，可以初步排除湿疹；另外一般的病毒疹在 1 周左右可以自行消退，不会逐渐增多、增大，故也不考虑。发疹型药疹在停止用致敏药物后 1～2 周处于缓解趋势，也不符合本病例的皮疹过程；最后是滴状银屑病，该病一般的规律是，皮疹发展到 5～8mm 大小时，境界会比较清楚，表面会有一定程度的鳞屑（图5.2），而本病例没有这种特点，虽不能完全排除，但不应当首先考虑滴状银屑病。

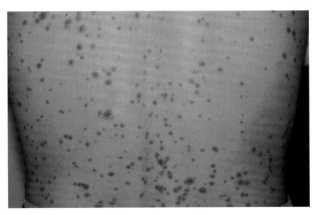

图 5.2　滴状银屑病

Q：目前需要首先考虑哪种疾病？

A：二期梅毒疹。因为初发性二期梅毒疹的特点是皮疹非常广泛、多发、均匀分布，不融合，瘙痒不明显，完全符合本病例的特点。在早期常以玫瑰疹为主，所以没有鳞屑，浸润也不明显。

Q：如果考虑梅毒，皮肤科检查是否不够全面，还需补充哪些特征？

A：是的，需要检查掌跖、外阴和肛周、口腔等处的皮疹情况。但经过再次仔细检查，上述部位没有发现损害。而且患者否认有不洁性接触史。

Q：掌跖部位的皮疹和扁平湿疣是梅毒特征性的损害，有重要的诊断价值，而此患者都为阴性，这如何解释？

A：确实，掌跖部位的皮疹和扁平湿疣对梅毒诊断很有价值，但这些损害多在二期梅毒的充分发展阶段之后出现，本病例皮疹只有 2 周，所以可以没有。

Q：下面需要做哪些检查？结果如何？

A：该患者数次血快速血浆反应素环状卡片试验（RPR）1：16 阳性，梅毒螺旋素颗粒凝集试验（TPPA）明显阳性。此时患者承认 3 个月前有过非婚性接触史。同时检测其妻子，血清学检查阴性。

Q：这样诊断明确了，可以治疗了吗？

A：是的，该患者皮试阴性后，采用苄星青霉素 240 万 U 双侧肌内注射，每周 1 次，连续 3 周治疗。1 个月后皮疹完全消退。血 RPR 半年后 1：4，1 年半后转阴。此后定期随访复查共 3 年无复发。

小结

关于二期梅毒疹以往很多参考书强调疹型的特点，如玫瑰疹、丘疹鳞屑型、脓疱型等。由于疹型更多地反映病程和机体的免疫性炎症的强度，而且这几种疹型本身并没有特异性，所以过分强调疹型和多形性的特点，反而会给医生在临床诊断和鉴别造成混乱。

　　通过本病例的分析，我们发现皮疹的分布特点更具特征性，抓住这些特点，再结合疹型，就可以很容易地把梅毒疹和其他疾病的皮疹区分开来。这个病例也提供了一个很好的例证，即正确的皮疹分析方法，对临床医生的诊断和鉴别是至关重要的。

病 例 6

躯干多发红色丘脓疱疹

（马拉色菌性毛囊炎；鉴别痤疮）

病例介绍

患者，男性，22岁。

躯干部皮损伴痒1个月，加重1周。患者1个月前胸背部出现皮损，伴瘙痒，逐渐增多，曾按痤疮治疗无效。近1周来皮疹明显增多，瘙痒加重。发病以来，患者出汗较多。否认焦油等特殊接触史。

个人史：3个月前确诊为肾病综合征，目前口服泼尼松40mg/d治疗。

家族史：无特殊

体格检查：一般情况可，心、肺、腹物理检查无异常。

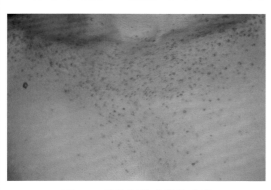

图 6.1　前胸红色毛囊性丘疹

皮肤科检查：胸部、后背上部、双肩部可见散在分布红色毛囊性丘疹，粟粒至绿豆大小，表面光滑，部分皮损上有脓头，胸背部皮损密集但不融合。未见白头粉刺、黑头粉刺及囊肿（图6.1）。

Q：皮疹的形态和分布有什么特点？加之患者的年龄，临床需要考虑哪些疾病？

A： 皮疹的基本损害是多发的丘疹和脓丘疹，故而应考虑炎症，加之这些皮疹都是与毛囊一致的，毛囊炎的诊断是比较明确的。患者为青年男性，并且近几个月系统使用糖皮质激素，这都是发生较严重的毛囊炎的易感因素。

Q：该病例临床诊断为毛囊炎，是否可以作为最终的诊断呢？

A： 毛囊炎应该是一个非常笼统的诊断，可以是感染因素造成的（如痤疮、真菌性毛囊炎），也可以是非感染因素造成的（如焦油制剂的刺激）。所以应根据病史、体检和进一步的检查确定其原因才能对因治疗。

Q：对于一位青年男性，造成毛囊炎最常见的原因是痤疮。该患者是否可以考虑痤疮，有什么临床表现不符合痤疮特点？

A： 痤疮患者除了存在毛囊炎的皮损外，通常同时存在黑头粉刺和白头粉刺，严重的甚至有结节和囊肿。该患者的皮疹形态过于单一，仅有丘疹和脓丘疹，并且皮疹在痤疮更常见的部位（如面部）反而没有。所以应考虑是否存在其他原因，尤其患者罹患肾病综合征服用糖皮质激素，因为免疫力降低的患者更易罹患机会性感染。

Q：患者需要做哪些检查？

A： 病原学的检查是最重要的，如病原体的镜检和培养。

Q：真菌镜检：可见成堆圆形至卵圆形透明厚壁孢子，芽生孢子，菌丝很少（图6.2）。是否可以确诊？真菌培养对诊断是否有意义？

A： 可以确诊为马拉色菌毛囊炎。马拉色菌属是人类或温血动物皮肤表面的正常菌群之一，97% 正常人的皮肤上能培养到该菌，因此真菌培养对诊断没有价值。

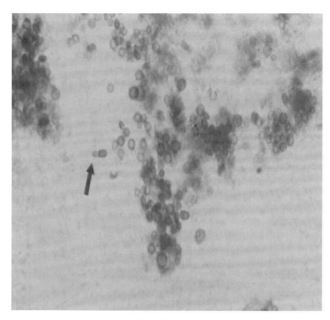

图 6.2 马拉色菌直接镜检染色后结果

Q：该病例如何治疗？

A： 给予患者口服伊曲康唑 200mg，每日 2 次，连服 7 日，同时外用 2% 酮康唑洗剂洗澡，1 ～ 2 次 / 周。1 个月后患者痊愈，因患者需要长期口服泼尼松治疗肾病综合征，建议患者定期使用 2% 酮康唑洗剂洗澡，以预防复发。

小结

当患者的毛囊炎分布广泛，尤其累及痤疮的非常规部位时，病史的询问非常重要。尤其应注意患者是否存在特殊物质的接触史，患者是否存在各种导致机体免疫力下降的因素如糖尿病、慢性肾病、艾滋病以及化疗药物、糖皮质激素、大剂量抗生素的使用等。是否同时存在粉刺样损害也是区别痤疮引起的毛囊炎和其他原因毛囊炎的关键。寻找病原菌对毛囊炎的最终诊断非常有价值，真菌镜检对于真菌性毛囊炎的诊断既简单又快速。

病 例 7

面部多发皮肤色丘疹

（多发性毛发上皮瘤；鉴别痤疮、汗管瘤、结节性硬化症）

病例介绍

患者，男性，9 岁。

主诉：面部小颗粒状皮疹 6 年余，无不适，逐渐加重。

现病史：患者家长述患者自 2～3 岁开始，面部出现颗粒状小皮疹，持续不消退，因为无不适，未就医。此后皮疹逐渐增多。发病以来，饮食、睡眠、大小便无异常，学习成绩较好。

既往史和家族史无特殊。

体格检查：一般情况好，心、肺、腹物理检查无异常发现。

皮肤科检查：面部，主要是鼻两侧面颊部和鼻头区域，对称性、多发性小丘疹，3～5mm 大小，散在分布，部分皮疹融合；皮疹呈正常皮肤色或淡红色，表面光滑，质地中硬，边缘较清楚（图 7.1）。

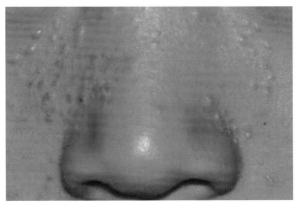

图 7.1　面部皮色淡红色丘疹

Q：面部多发性慢性小丘疹，经常要考虑的疾病有哪些？

A：根据发病率排序，临床需要考虑的疾病是：寻常痤疮、玫瑰痤疮、激素性皮炎、湿疹、汗管瘤、毛发上皮瘤和结节性硬化症等。

Q：根据本病例的皮疹特点，可以初步排除的疾病有哪些？

A：本病例皮疹的主要特点是，较一致性小丘疹，皮肤颜色，光滑，境界较清楚，因此可以排除多种炎症性疾病，如炎症性痤疮（图 7.2）、玫瑰痤疮、湿疹、激素性皮炎等。至于非炎症性痤疮，基本特点是白头或黑头粉刺。而本病例皮疹为实性小丘疹，没有粉刺，因此也可以排除寻常痤疮。

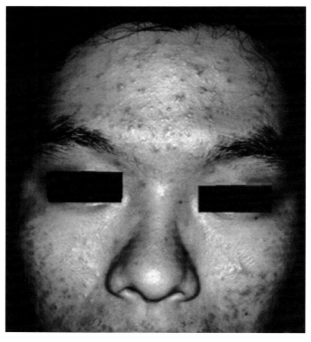

图 7.2　寻常痤疮

Q：根据本病例皮疹特点，其他需要考虑的疾病如何分析？

A：其他需要考虑的疾病包括汗管瘤、毛发上皮瘤和结节性硬化症。一般而言汗管瘤为皮肤色或淡褐色扁平丘疹，直径多在 2 ～ 4mm 大小，好发于眼睑附近（图 7.3）。而本病例皮疹为半球形小丘疹，稍有透明感，与汗管瘤的皮疹有较大差距。因此，诊断汗管瘤的可能性很小。余下只有毛发上皮瘤和结节性硬化症需要鉴别。

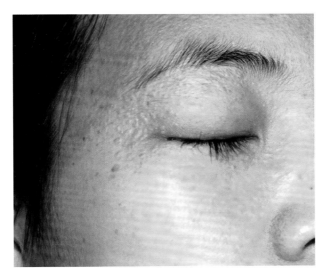

图 7.3　汗管瘤

Q：本病例的病史对诊断有何帮助？

A：本病例幼年发病，皮疹持续不消退，因此不符合寻常痤疮、玫瑰痤疮、激素性皮炎、湿疹。尽管汗管瘤皮疹也长期不消退，但很少在幼年发病。至于毛发上皮瘤和结节性硬化症，均可幼年发病，因此病史方面不易鉴别这两者。

Q：毛发上皮瘤和结节性硬化症临床如何鉴别？

A：这两种疾病皮疹相似，鉴别比较困难，但还是有一定差别。毛发上皮瘤皮疹多数为皮肤色，有半透明感，散在不融合。而结节性硬化症，皮疹为红色或褐色，部分区域有融合（图 7.4）。此外，在甲周可见纤维瘤，面部、躯干有鲛鱼皮斑。还常有神经系统疾病，如癫痫、智力减低等。因此，本病例临床首先诊断多发性毛发上皮瘤。

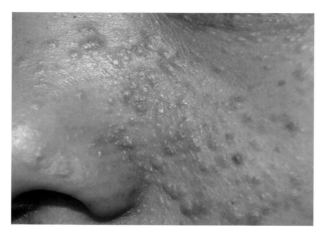

图 7.4   结节性硬化症患者的皮损

Q：有哪些实验室检查可以进一步提供鉴别依据？

A： 本病例病理结果：真皮浅中层，多发性基底样细胞团块，多数似毛囊样结构，但没有成熟的毛干；并见一些小角质囊肿。符合毛发上皮瘤。而结节性硬化症组织病理可有两种表现：一种为毛周纤维化，即真皮内多发性小毛囊，周围有明显纤维组织包绕；另一种为血管纤维瘤，即真皮内一些小血管，周围绕有纤维组织增生。

Q：此病例如何治疗？

A： 鉴于本病是一种先天性疾病，目前没有药物治疗的有效手段。因此破坏肿物的物理治疗是有效选择。而因为皮疹小，冷冻治疗容易损害周围正常皮肤，因此很少使用。CO_2 激光治疗精确，特别是超脉冲 CO_2 激光，可有效控制治疗范围和深度，是目前很好的治疗方法。当然，电干燥等也可获得很好效果。治疗后可能遗留色素沉着或轻度萎缩性瘢痕等不良反应，应当注意。

小结

　　多发性毛发上瘤是一种少见的遗传性皮肤病，特点是幼年发病，面部多发性皮肤色小丘疹，实性，境界清楚，表面光滑，持续不消退。临床最容易误诊为痤疮。治疗以 CO_2 激光效果较好。

病　例 8

全身红斑丘疹

（二期梅毒疹；鉴别湿疹、银屑病、玫瑰糠疹、药疹）

病例介绍

患者，女性，50 岁。

主诉：头面、躯干部皮损 1 个月，伴瘙痒。

现病史：患者 1 个月前头面部、躯干出现红斑，伴痒感，渐增多，部分表面有破溃。患者出疹前 2 周曾因咽痛服用头孢拉定 3 天。

家族史：无特殊。

个人史：无特殊，否认药物过敏史。

体格检查：心、肺、腹物理检查无异常。

皮肤科检查：头皮、躯干、四肢散在分布红斑、斑丘疹、丘疹，部分表面浆痂及鳞屑（图 8.1）。部分毛发呈束状改变（图 8.2）。

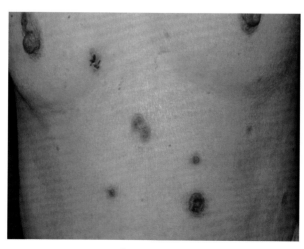

图 8.1　躯干斑丘疹表面浆痂

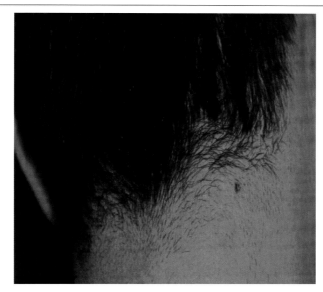

图 8.2　束状毛发

Q：根据照片中皮疹表现，经常要考虑的疾病有哪些？

A：患者的基本损害是红斑、丘疹和痂屑。临床上最常考虑的疾病是湿疹；患者有前驱服药史，药疹也不能排除；银屑病也需要考虑。少见的疾病中，需要排除天疱疮。

Q：目前的病史和体检是否充足？还需要补充哪些项目？

A：皮肤科检查不够全面，黏膜部位、皮肤附属器以及一些隐匿部位都未做体检，尤其是皮疹多发时全面的皮肤科检查尤为重要。如考虑银屑病，还需检查是否存在 Auspitz 征。

Q：上述进一步检查结果如何？

A：Auspitz 征阴性。患者口腔有糜烂（图 8.3）。甲正常，无明显脱发。

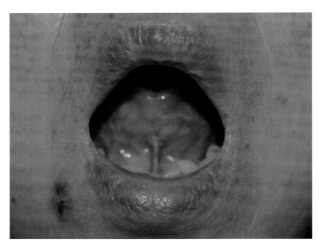

图 8.3　口腔糜烂

Q：根据新提供的体征，哪些疾病可以排除？

A：虽然存在红斑鳞屑还有束状发，但 Auspitz 征阴性和口腔黏膜的糜烂不符合银屑病。湿疹一般也不累及口腔黏膜。但天疱疮和多形红斑型药疹不能排除。

Q：还需要做哪些检查？结果如何？

A：需要行皮肤病理检查。考虑天疱疮还可行免疫荧光检查。皮肤病理：表皮轻度增生，未见棘刺松解，未见界面改变，真皮浅层带状淋巴细胞、大量浆细胞及个别中性粒细胞浸润（图 8.4）。直接免疫荧光（DIF）和间接免疫荧光（IIF）均阴性。

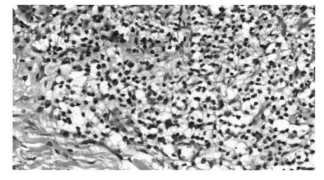

图 8.4　血管周围淋巴细胞及浆细胞

Q：根据目前的结果，进一步诊断如何考虑？

A：病理中无棘刺松解以及免疫荧光结果的阴性可以排除天疱疮的可能。无界面的改变也排除了多形红斑。真皮内的大量浆细胞和中性粒细胞提示患者有罹患梅毒的可能。

Q：下一步应做哪些工作？

A：患者坚决否认可能的接触史。梅毒血清学检查：RPR 阳性，滴度 > 1∶64；密螺旋体血凝试验（TPHA）（+）。可以确诊为二期梅毒。

Q：是否可以立即治疗了？

A：嘱其性伴侣前来就诊。其丈夫诉常出入洗浴中心。体检：阴囊腹股沟处多发扁平红色斑块，表面糜烂，渗出。手足掌跖红斑脱屑。躯干四肢散在淡红斑。这样的皮疹是典型的二期梅毒疹。其梅毒血清学检查：RPR 滴度 1∶32；TPHA（+）。

Q：治疗方案是什么？

A：应夫妻同时治疗。两人的青霉素皮试均阴性。给予肌内注射苄星青霉素 240 万 U/ 周，共三周。皮疹消退。3 月后复查：RPR，下降至 1∶16。第一年后降至 1∶1。

小结

全身出现红斑丘疹的疾病在皮肤科很常见，通常有许多疾病需要考虑，皮肤、黏膜、附属器的详尽体检对于疾病的排查非常重要。该患者就诊初期很难做出倾向性的诊断方向，与体检的不完善关系密切。二期梅毒疹的皮疹种类较多，最常见的有全身多数的淡红到深红色的斑疹、丘疹、鳞屑，掌跖的红斑鳞屑，扁平湿疣。少数患者可以看到口腔黏膜的小片状糜烂甚至斑块，也可见虫蚀状脱发。临床上甚至还可见到环形红斑、结节斑块等损害。由于二期梅毒在临床上与许多疾病相似，比较容易误诊，需重视。通常二期梅毒疹没有瘙痒的症状，但不绝对，部分患者有轻度瘙痒，特别是扁平湿疣的损害常有瘙痒感。所以伴有瘙痒症状时不能否定梅毒的诊断。皮疹表现不典型时，皮肤病理中发现真皮内较多的浆细胞和表皮内较多的中性粒细胞时，提示临床医生需排除梅毒的可能。只要临床考虑了此病，梅毒血清学的检查还是很敏感的。梅毒治疗时性伴侣的共同治疗非常重要，一定嘱患者定期随访，1 年内每 3 个月检查一次血清学滴度，2 ～ 3 年内每半年检查一次。

小腿前反复红丘疹、结痂

（痒疹样型先天性大疱性表皮松解症；鉴别结节痒疹、结节性类天疱疮）

病例介绍

患者，男性，45 岁。

主诉：小腿前反复皮疹伴明显瘙痒二十余年。

现病史：患者二十多年前无明显诱因，小腿的前侧开始出现红色的皮疹，瘙痒明显，反复搔抓，皮疹变大，表皮易破溃。在当地就诊，以湿疹给予外用糖皮质激素类药物，可部分控制症状，皮疹变平，但反复发作，且数量逐渐增多。上肢的伸侧和腰骶部位也陆续出现类似皮疹。曾在外院查过敏原，对春季花粉、香料等过敏，此后尽量避免有关过敏物质，但病情没有改善。

个人史：婴幼儿期有湿疹史。否认药物过敏史。

家族史：其父亲及哥哥有类似皮疹。

体格检查：一般情况好，心、肺、腹物理检查无异常。

皮肤科检查：胫前、前臂伸侧、腰骶部散在多发 5 ~ 10mm 大小红色丘疹、结节，部分表面糜烂及结痂（图 9.1）。

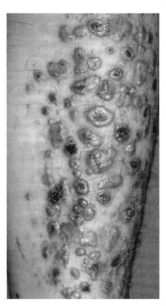

图 9.1 胫前丘疹糜烂

Q：根据病史和临床照片，需要考虑哪些疾病？

A： 四肢伸侧及腰骶部慢性的瘙痒性丘疹结节最易想到的是结节性痒疹和银屑病，肥厚性扁平苔藓也有可能。发病率较低的结节性类天疱疮和痒疹样大疱性表皮松解症也具有这样的临床表现。

Q：现有的资料可以排除哪些疾病？

A： 患者的丘疹结节经搔抓后，表面易出现糜烂面和结痂，而没有白色厚鳞屑，提示此病可能存在表皮内或表皮下的水疱，可以排除银屑病的可能。结节性类天疱疮多发生于老年人，该患者 20 岁左右就出现皮疹，可能性比较小。结节性痒疹可因表皮的海绵水肿形成显微镜下的表皮内疱，其他三种疾病都可能形成表皮下水疱。

Q：体检还需要补充哪些内容？

A： 应完善黏膜、附属器的体检，怀疑扁平苔藓应用石蜡油涂抹皮疹表面检查是否存在韦氏纹（Wickham 纹）。

Q：进一步体检：患者黏膜部位没有白色网纹，无糜烂。丘疹结节表面未见韦氏纹。部分甲板萎缩，部分甲板增厚，真菌镜检阴性。手足皮肤部分区域可见轻度萎缩性瘢痕（图 9.2）。这些结果对临床判断有什么帮助？

A： 未发现扁平苔藓的特征性改变。甲板的改变和萎缩性瘢痕的发现很有意义，应详细询问其发生、发展过程。

Q：甲板的改变与皮损的发生基本同步，曾抗真菌治疗无效。幼年时四肢远端的皮肤轻微摩擦后容易破溃，自行愈合后留下萎缩性瘢痕。加之患者的父亲哥哥有类似的皮疹，临床有倾向性的诊断吗？

A： 虽然患者的丘疹结节发病比较晚，但存在从小即有的皮肤脆性的增加，而且有家族史，所以要考虑遗传性大疱性表皮松解症。因为皮疹愈合有瘢痕，累及附

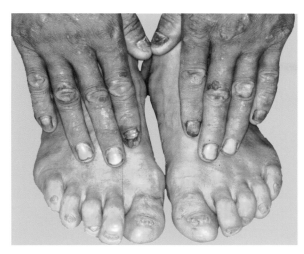

图 9.2　手足萎缩瘢痕

属器但黏膜不受累，首先考虑显性遗传的营养不良型。同时患者还有类似结节痒疹的皮疹，所以临床首先诊断痒疹样型大疱性表皮松解症。

Q：为了明确诊断，还需要做哪些检查？

A：还需检查：皮损的组织病理、盐裂皮肤的直接免疫荧光。

Q：皮肤病理：角化亢进、表皮部分增厚，部分皮突变平，表皮下疱，真皮浅层明显小血管增生，血管周围淋巴细胞浸润，并伴一个粟丘疹（图 9.3）。直接免疫荧光阴性。

A：可以确诊为痒疹样型大疱性表皮松解症。根据条件和患者需要，也可进一步完善家系的调查、电镜和基因的检测。

Q：如何处理？

A：目前无有效的治疗方法。只能对症处理。如通过采取各种止痒的治疗，可以缓解皮疹加重。

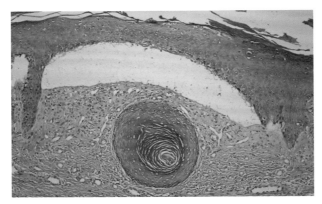

图 9.3   先天性痒疹样型大疱性表皮松解症病理表现

小结

痒疹样型大疱性表皮松解症是常染色体显性遗传的营养不良型大疱性表皮松解症的少见亚型。是由于 *COL7A1* 基因发生突变，导致基底膜下带的Ⅶ型胶原数量减少，引起的表皮下疱。患者于出生时或出生后出现大疱、糜烂，主要分布于四肢伸侧，以胫前为主，但往往因为症状不明显被忽视。成人后主要体征为大量的丘疹、结节、斑块，伴结痂和抓痕，很难发现水疱，极易误诊为各种获得性瘙痒性皮肤病，如结节性痒疹、神经性皮炎、肥厚性扁平苔藓及人工皮炎等。在临床表现和组织病理上与结节性类天疱疮也很相似。

面部、手足背、躯干多发红褐色扁平丘疹

（疣状表皮发育不良；鉴别扁平疣、脂溢性角化症、花斑糠疹）

病例介绍

患者，男性，25岁。

主诉：面、躯干、手足多发皮疹十余年，无不适。

患者十余年前面部出现多发的扁平皮疹，一直按照扁平疣治疗，部分皮疹消退，但陆续有新发疹。手足背及躯干部位也陆续出现类似皮疹。

个人史：既往体健，无特殊。

家族史：未见类似疾病患者。

体格检查：一般情况好，心、肺、腹物理检查无异常发现。

皮肤科检查：面部、手足背、躯干多发红褐色扁平丘疹，5～10mm大小，表面少许鳞屑，部分融合（图10.1、图10.2）。

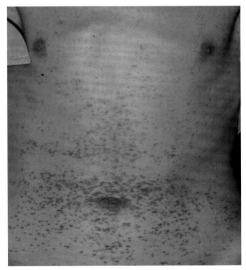

图 10.1　躯干红褐色丘疹

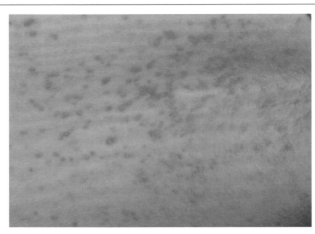

图 10.2　红褐色丘疹，融合

Q：这样的多发扁平丘疹，可以考虑哪些疾病？

A：多发的红褐色扁平丘疹，慢性迁延的病程。发生于面部和手背最易想到的是扁平疣和脂溢性角化症。而患者的前胸、后背还有皮疹，这个部位的红斑鳞屑性疾病并且有融合倾向应考虑花斑糠疹和脂溢性皮炎。需要考虑的疾病还有疣状表皮发育不良、副银屑病和蕈样霉菌病。

Q：根据目前的资料可以排除哪些疾病？

A：患者手背、足背等非脂溢部位也存在明显皮疹，且体健无合并免疫低下的疾病，可以排除脂溢性皮炎和花斑糠疹的可能。脂溢性角化症好发于老年人，患者的皮疹儿童期即出现，也可排除。扁平疣虽然常为慢性病程，但往往数年，有自愈倾向。皮疹的颜色为淡黄色或近皮色，无红色的色调，每个皮疹的直径一般不超过5mm，即使融合也是同形反应导致的线状排列，多好发于暴露部位，躯干的大面积受累很少见。所以临床上也可以基本排除。副银屑病的鳞屑则会更加明显，红斑期的蕈样霉菌病可以有几十年的慢性发展的病程，但基本损害以境界清晰的大的干燥性红色斑片更为常见。所以首先考虑疣状表皮发育不良。

Q：还可以进一步做哪些检查？

A：皮损的组织病理检查显示扁平丘疹的病理：角化亢进，棘层肥厚，表皮上层细胞胞体大，胞质呈青灰色（图 10.3）。

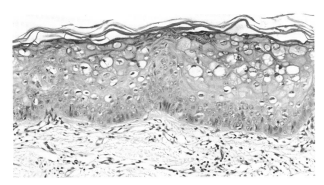

图 10.3　疣状表皮发育不良的组织病理表现

Q：这是疣状表皮发育不良的典型病理改变。下一步该患者应该如何治疗？

A：口服异维 A 酸胶丸（商品名：泰尔丝）10 ~ 20mg/d，持续 3 个月。皮疹变薄一些。并嘱咐患者防晒。

小结

疣状表皮发育不良是一种少见的由于遗传因素对人乳头瘤病毒（HPV）易感而导致的疾病，往往青少年发病，逐渐发展持续终生。有几十种 HPV 在疣状表皮发育不良中检测到，其中 HPV 5 型和 8 型与恶性肿瘤的发生关系密切。疣状表皮发育不良的皮疹在长期的紫外线损伤下，可以发生日光性角化甚至鳞状细胞癌。所以确诊后，医生应详细检查患者是否已存在肿瘤性的皮疹，并积极处理。该病的早期确诊，完善的防晒措施对疾病的预后有很大的影响。皮疹广泛的病例服用异维 A 酸治疗，主要目的也是为了防止恶性肿瘤的发生。

第二部分

红斑/斑块性皮肤病

陈喜雪

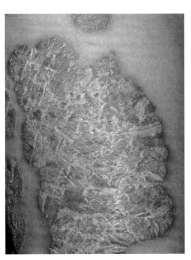

病　例 11

多发性红色斑块伴明显鳞屑

（银屑病；鉴别慢性湿疹、毛发红糠疹）

病例介绍

患者，男性，50 岁。

主诉：反复躯干四肢皮疹 20 年伴痒，加重 2 个月。

现病史：患者 20 年前无明显诱因四肢伸侧及躯干出现红色皮疹伴痒，外用糖皮质激素后皮疹可消退，但皮疹易复发，时轻时重。患者自觉食辛辣食物、上呼吸道感染及冬春季皮疹易加重。2 个月来患者工作繁忙，情绪紧张，作息不规律，皮疹增多累及躯干四肢及头部，颜色红，瘙痒明显。

个人史：高血压 10 年，服降压药物控制。否认药物过敏史。

家族史：否认类似皮损家族史。母亲罹患高血压。

体格检查：一般情况好，心、肺、腹物理检查无异常发现。

皮肤科检查：躯干、四肢伸侧、头皮散在多发红色斑块，界清，表面明显白色厚鳞屑（图 11.1）。

图 11.1　红色斑块鳞屑

Q：根据目前资料，有哪些疾病需要考虑？

A： 四肢伸侧，躯干的红色斑块，表面有鳞屑，伴瘙痒，慢性病程。首先应考虑斑块型银屑病，需要鉴别的疾病有慢性湿疹、泛发性神经性皮炎、毛发红糠疹、肥厚性扁平苔藓。

Q：如何鉴别这些疾病？

A： 最重要的是辨识斑块表面鳞屑的特点、斑块表面是否有其他特征性改变、除了斑块以外是否存在其他类型的皮疹。

Q：斑块表面为多层、大片状银白色厚鳞屑，未发现糜烂结痂，未发现韦氏纹，未发现毛囊性的角化丘疹，黏膜无异常。

A： 根据斑块表面的特点，非常符合斑块型银屑病。神经性皮炎与精神紧张相关，初期是苔藓样变的肥厚斑块，经过反复搔抓可能出现鳞屑，但不是多层的厚鳞屑。毛发红糠疹的鳞屑是细小的糠状鳞屑并且还应有毛囊性的角化丘疹和掌跖角化。肥厚性扁平苔藓表面可以出现少量鳞屑，但外涂石蜡油后可于表面发现白色网状的韦氏纹（图 11.2）。慢性湿疹多是由急性亚急性湿疹逐渐发展而来，所以总是存在渗出的倾向，尤其是搔抓后，表面易出现点状的糜烂和结痂（图 11.3）。但是有时鳞屑较多的慢性湿疹与经反复搔抓的银屑病不易区分。

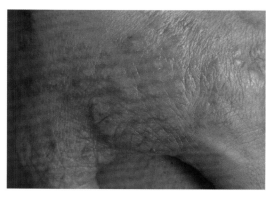

图 11.2   扁平苔藓

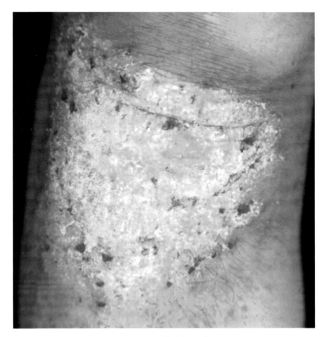

图 11.3　慢性湿疹

Q：病史的询问和体检方面还需要补充什么？

A：斑块型银屑病特征性体征：Auspitz 征；毛发、甲板的受累情况；大、小关节有无异常；二十余年的病程中是否出现过脓疱、红皮病、关节肿痛等。

Q：Auspitz 征阳性，头发呈束状发改变，甲板表面点状凹陷。是否可以确诊？

A：根据临床表现可以诊断。必要时皮肤病理也有助于确诊。患者皮损的组织病理：融合性角化不全，表皮呈银屑病样增生，颗粒层减少，表皮内少许中性粒细胞。真皮乳头层毛细血管迂曲、扩张，且一直向上伸延至乳头顶部。真皮浅层血管周围淋巴细胞灶状浸润伴少许中性粒细胞。这是典型的斑块型银屑病的病理改变（图 11.4）。

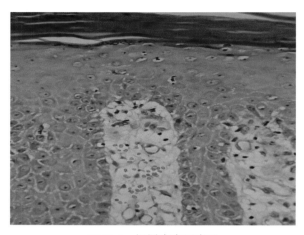

图 11.4　银屑病病理表现

Q：本病例如何治疗？

A： 注意休息，规律生活，缓解压力。服用复方青黛胶囊，外用糖皮质激素和润肤乳。2 周后皮疹颜色变暗，改用糖皮质激素和卡泊三醇软膏每天各一次，并配合 NB-UVB 照光治疗 2 ～ 3 次 / 周。2 个月后皮疹明显变薄，鳞屑减少，瘙痒缓解，改单独卡泊三醇软膏隔日外用维持皮疹稳定半年至今。

小结

斑块状银屑病是寻常型银屑病最常见的类型，也是皮肤科的常见病。只要掌握了皮疹的特点，尤其是鳞屑的特点，大多数患者是可以临床确诊的。少数不典型的皮疹组织病理可以提供很好的帮助。银屑病的诱发和加重往往是多因素造成的，有遗传的背景，也与感染、精神、气候、饮食、高代谢综合征等相关，临床医生应通过详细的病史询问帮助患者分析，使患者能够尽量避免。目前为止，银屑病尚无一劳永逸的治疗方法，所以治疗方法的选择应"适度"，达到"和平共处"即可。一定避免使用副作用较大的药物导致患者其他脏器的损伤甚至肿瘤的发生；也要避免为了达到快速控制病情的目的使用强效的抗炎药物又突然停药，这样非常容易导致斑块状银屑病转变为重症的脓疱型银屑病和红皮病。

多发性暗红色斑块，少许鳞屑

（复发二期梅毒疹；鉴别银屑病、湿疹、扁平苔藓）

病例介绍

患者，女性，33 岁。

主诉：躯干四肢出现皮疹 3 个月，无不适。

现病史：患者 3 个月前无明显诱因，躯干出现少许红色皮疹不伴痒痛，未予处理，皮疹缓慢增多，渐累及躯干和四肢。外用曲安奈德益康唑乳膏（商品名：派瑞松）无效。

既往史及家族史：无特殊。

体格检查：一般情况好，心、肺、腹物理检查无异常发现。

皮肤科检查：躯干、四肢十余处散在、非对称分布的暗红色斑块，境界清楚，表面少许白色鳞屑（图 12.1、图 12.2）。

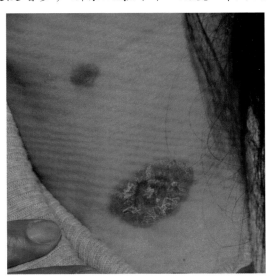

图 12.1 颈部斑块、鳞屑

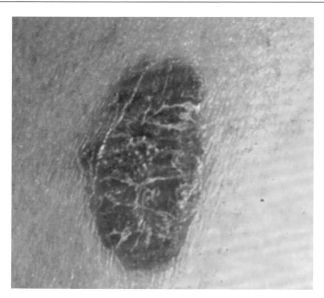

图 12.2 暗红色斑块、鳞屑

Q：根据皮疹的特点考虑哪些疾病？

A：皮损为境界清楚的暗红色斑块，表面鳞屑。首先考虑斑块型银屑病、慢性湿疹，扁平苔藓也需要鉴别。

Q：皮科体检需要增加哪些项目？

A：重点需要确定斑块表面鳞屑的特点，也应检查是否有糜烂结痂、韦氏纹及黏膜情况。

Q：斑块表面鳞屑不多，刮除后有轻度糜烂，Auspitz 征阴性。未见韦氏纹。黏膜未发现异常。目前资料可以排除哪些疾病？

A：斑块表面没有韦氏纹，肥厚性扁平苔藓的可能性不大。皮损也缺乏斑块型银屑病的典型表现。虽然斑块表面有轻度糜烂但原发损害比较单一，缺乏慢性湿疹从丘疹、丘疱疹、斑丘疹逐渐融合成斑块的多形性过程，并且缺乏湿疹通常的瘙痒感。

Q：目前的资料无法确认诊断方向，还可以进一步做哪些检查呢？

A：皮肤的组织病理检查结果：灶状角化不全，表皮呈银屑病样增生。真皮全层小血管周围淋巴细胞和明显的浆细胞浸润（图 12.3）。

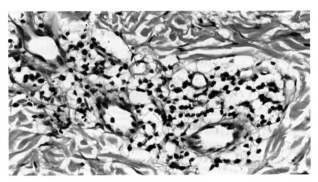

图 12.3　二期梅毒组织病理表现

Q：病理结果有什么提示吗？

A：银屑病样的皮炎改变，真皮中可见明显的浆细胞。结合临床类似银屑病样的皮疹，提示临床医生考虑二期梅毒的可能。

Q：还需要补充哪些临床资料和检查？

A：应询问有无可能的接触史、性病史。同时进行梅毒血清学检测。

Q：患者有多个不固定性伴侣，1 年前曾出现手足外阴皮疹，未予处理，自行消退。RPR1：8，TPHA（＋）。是否可以确诊？如何治疗？

A：可以诊断为复发二期梅毒。苄星青霉素 240 万 U/ 周，共 3 周。嘱患者规律复查。

> **Q：临床的教科书和各种讲课中常提到二期梅毒疹，但很少提及复发二期梅毒疹的概念，其与初发二期梅毒疹有明显不同吗？**

A：与初发二期梅毒疹有明显不同，复发二期梅毒疹更像斑块状银屑病，皮疹多为大小不一的斑块，数目不多，分布不对称，鳞屑少。

小结

梅毒疹多种多样，临床上时有误诊，尤其复发二期梅毒疹更易误诊。未治疗的梅毒患者中有 25% 可能复发，一般是在感染后的 1～2 年内出现，其中 90% 会在第一年内复发。损害与斑块状银屑病类似，但不主要分布在伸侧，常表现为环形、弧形、花朵形的斑块，呈匐行性发展，鳞屑薄。当皮疹不典型时，组织病理的检查发现真皮中较多浆细胞可提示梅毒的可能。但仍需血清学的结果才能确诊。

慢性红斑片／斑块

（蕈样肉芽肿；鉴别银屑病、慢性湿疹、毛发红糠疹、麻风病）

病例介绍

患者，男性，37 岁。

主诉：全身散在皮疹伴瘙痒 20 年，加重 7 年。

现病史：20 年前右下肢出现褐色斑，伴痒感，1 个月后自行消退。次年皮疹再次出现，发展增多，未诊治，皮疹反复并渐加重。10 年前于外院皮疹处取病理（斑丘疹），提示"神经性皮炎"，外用"激素乳膏"治疗无效。7 年前皮疹加重明显，渐出现褐色斑块，瘙痒加重，多数皮疹长期不消退，少许皮疹经半年左右可缓解，再次于外院斑块处取病理示"肉芽肿"，治疗无效。2 个月前皮疹加重明显。再次外院斑块处取病理示：淋巴细胞增生性病变。

家族史及个人史无特殊，否认毒物射线接触史。

体格检查：一般情况尚可，全身浅表淋巴结未及肿大。

皮肤科检查：全身散在、对称分布的褐色干燥性斑片及斑块，指甲盖至手掌大小，边界清，轻微鳞屑（图 13.1、图 13.2）。无糜烂、溃疡，无结痂。黏膜无异常。掌跖无皮疹。

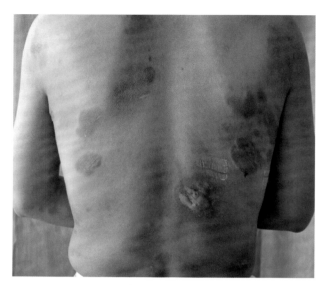

图 13.1　躯干干燥性斑片、斑块

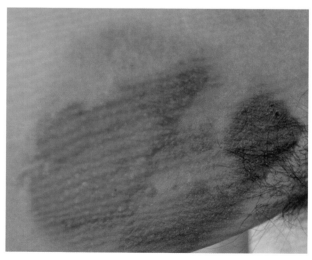

图 13.2　褐色斑块

Q：根据病史和临床照片，应怀疑哪些疾病？

A： 病例的特点是漫长的病程，病情逐渐加重，境界清楚的瘙痒性斑块。具有这些特点的皮肤，按照发病率的高低依次考虑慢性湿疹、斑块型银屑病、毛发红糠疹、蕈样肉芽肿和麻风。

Q：可以首先排除哪些疾病？

A： 皮疹虽然为境界清楚的斑块，但初发的皮损是斑疹，二十余年后才发展为斑块，多数皮疹不易消退，并且斑块表面鳞屑不明显，所以可以排除斑块型银屑病。虽然 10 年前的皮肤病理提示"神经性皮炎"，但疾病损害不是苔藓样斑块。皮炎湿疹类疾病搔抓后常有糜烂、渗出和结痂等现象（图 13.3）。目前的斑块表面干燥，说明表皮无明显的海绵水肿，所以皮炎湿疹类的疾病可能性也不大，但尚需进一步排除。毛发红糠疹可以年幼时发病，皮损为境界清楚的红斑表面干燥的糠状鳞屑，但常有片状分布的角化性丘疹和掌跖角化，不符合本病例表现。

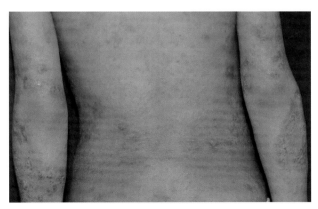

图 13.3　慢性湿疹

Q：还应补充哪些检查？

A： 麻风的基本损害也是干燥性的境界清楚的红色或红褐色的斑疹、斑块（图

13.4）。麻风分枝杆菌除了感染皮肤还易侵犯神经和附属器。所以应询问患者的各种感觉异常和出汗情况，检查患者的温度觉、触觉、痛觉等。并检查毛发及是否有外周神经粗大。

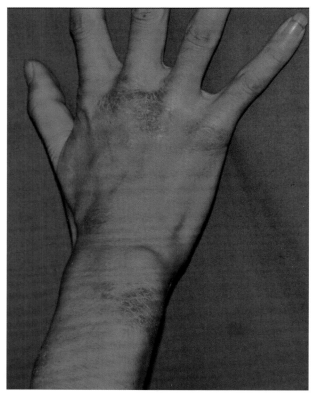

图 13.4　麻风病

Q：未发现皮肤附属器、外周神经和感觉异常。下一步需要做哪些检查？

A：虽然患者之前曾行三次皮肤组织病理检查，但意见不一致，无法诊断和鉴别临床怀疑的疾病。无论是薯样肉芽肿还是麻风都属于比较重症的疾病，再次行组织病理检查是必需的。

斑块的病理：表皮呈银屑病样增生，部分淋巴细胞进入表皮，真皮浅中层灶状及结节状淋巴细胞浸润，部分细胞核有异形性（图 13.5、图 13.6）。

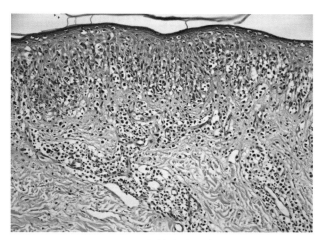

图 13.5 蕈样肉芽肿病理

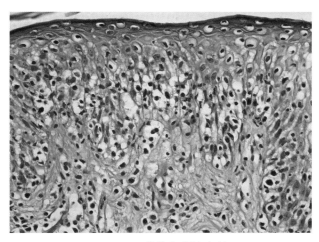

图 13.6 蕈样肉芽肿病理

Q：根据上述病理结果可以确诊吗？还需要做哪些检查？

A： 此次病理基本可以诊断蕈样肉芽肿，但还需通过免疫组化确定肿瘤细胞来源。进行血液、骨髓、淋巴结的检查判断肿瘤的分期，有条件的也可行 TCR 重排、流式细胞检查等。

免疫组化结果：淋巴细胞共同抗原（LCA）+++，CD3+，CD45RO++，CD5 部分 +，CD20−，CD30−，TCRβ+，波形蛋白（Vimentin）++，S100−，上皮膜抗原（EMA）−。TCR 基因重排阴性。骨髓穿刺：骨髓细胞增生明显活跃，中幼粒细胞比例偏高。外周血涂片未见异形细胞。B 超未发现肝脾大及腹腔淋巴结肿大。

Q：目前可以确诊了吗？如何处理？

A： 诊断蕈样肉芽肿，斑块期。给予干扰素 300 万 IU 治疗一次后出现剧烈头痛不能耐受遂停用。改用甲氨蝶呤 7.5mg Qw 口服及 NB-UVB 照光治疗，每周 3 次，连续 3 个月后皮疹逐渐好转约 50%，目前仍在治疗和随访中。

小结

蕈样肉芽肿虽然是一种皮肤恶性 T 细胞淋巴瘤，但是属于惰性淋巴瘤，即多数患者病情缓慢进展，病程慢性，常持续数年至几十年。最早的红斑期，皮损为轻度脱屑的红斑伴瘙痒，组织病理也不易见到异形的 T 淋巴细胞，临床上极易诊断为皮炎 / 湿疹、银屑病等。关键点是皮疹长时间不消退。而组织病理的诊断要点是淋巴细胞亲表皮性。在早期单次活检发现典型的淋巴细胞亲表皮性的可能性不足 30%，所以本病需要多次、多点的反复病理检查才能确诊。不能因为某一次的病理检查而排除诊断。并且应长期随访监测疾病的进展和其他脏器的受累情况。因为大多数患者的病情发展非常缓慢，所以当疾病仅累及皮肤时，一般采取比较温和的治疗手段，如紫外线光疗，部分斑块期的患者可联合干扰素注射等。需要规则治疗 1 年以上。对浸润较深在的情况可以口服或注射甲氨蝶呤。

面部、躯干慢性红斑、结痂、糜烂

（红斑型天疱疮；鉴别皮炎、银屑病、红斑狼疮）

病例介绍

患者，女性，67岁。

主诉：胸背、面部皮疹4个月，伴轻度瘙痒、疼痛感。

现病史：4个月前无诱因前胸、背、颈部出现5枚绿豆大红色皮疹，伴轻度瘙痒。3个月前增大到钱币大，表面容易破溃，形成油腻性黄色痂，伴疼痛。躯干皮疹逐渐增多、增大，部分皮疹有片状脱屑。1个半月前面部出现类似皮疹。

既往史：重度脂肪肝5年，2型糖尿病7年，高血压10年。磺胺类、喹诺酮类药物过敏。

个人、家族史无特殊。

体格检查：体温正常，BP130/80mmHg，系统体格检查未见明显异常。

皮肤科检查：躯干、四肢近端，以背部为主，散在直径0.5~3cm左右红斑片、糜烂、上附黄褐色油腻痂屑或片状皮屑。面部散在多个直径1cm左右红斑片，上附油腻痂屑，右上睑、左眉内侧各一个直径0.8cm、薄壁清亮的水疱，尼氏征（＋）（图14.1、图14.2、图14.3）。口腔及其他黏膜部位正常。

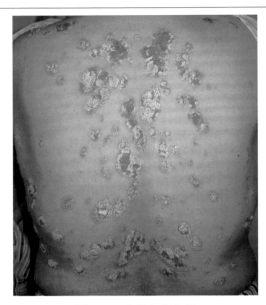

图 14.1　背部红斑痂屑

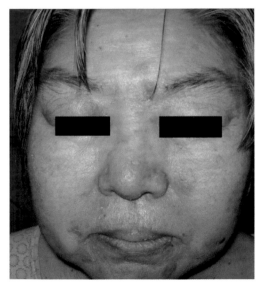

图 14.2　面部红斑痂屑

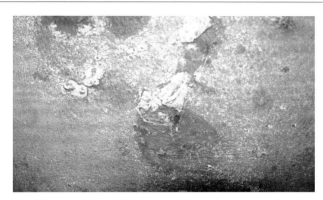

图 14.3　红斑糜烂、痂屑

Q：根据皮疹表现经常要考虑的疾病有哪些？

A：皮疹表现为大片的红斑和痂屑，容易让人想到皮炎湿疹和红斑鳞屑类疾病。皮疹又分布于前胸后背和头面部，所以需要考虑的疾病包括脂溢性皮炎、银屑病、红斑型天疱疮和红斑狼疮。

Q：可以首先排除哪种疾病？

A：患者除了红斑和鳞屑以外，还出现了水疱、糜烂和结痂，这都说明患者的皮损具有渗出倾向，依此可以排除银屑病。

Q：其余的三种疾病都有渗出倾向，如何鉴别？

A：脂溢部位分布的皮损，红斑的基础上油腻性痂，脂溢性皮炎是最常见的疾病。但皮炎的水疱和糜烂往往以小疱和点状糜烂结痂为主，不会形成大疱和广泛糜烂。虽然红斑狼疮的皮损容易出现在面部，可以出现水疱、大疱和糜烂（图 14.4），出现水疱、大疱的红斑狼疮多见于重症的系统性红斑狼疮，该患者为老年人，且一般状况可，所以红斑狼疮的可能性也不大，但仍需排除。虽然患者是以红斑痂屑为主，但近期面部出现松弛性大疱，痂屑下糜烂面的面积也较大，所以天疱疮的可能性最大，加之疱壁极薄，脂溢部位的分布和黏膜部位的未累及，首先考虑红斑型天疱疮。

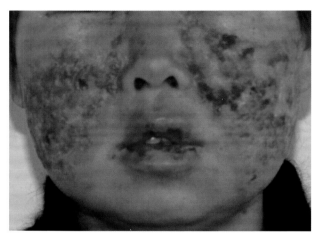

图 14.4   红斑狼疮

Q：哪些化验检查对临床诊断最有价值？

A：病理和免疫学的检查。组织病理：颗粒层下、棘细胞间有水疱形成，疱内可见棘刺松解细胞，真皮浅层灶状淋巴细胞浸润（图 14.5）。

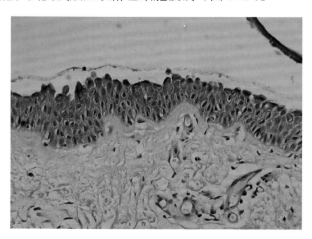

图 14.5   红斑天疱疮病理表现

Q：通过该病理是否可以明确诊断？

A：颗粒层下方的棘刺松解，可以完全排除皮炎的诊断。没有界面的改变和全层的炎症反应，也可以排除红斑狼疮。根据病理和临床基本可以诊断红斑型天疱疮。但是红斑型天疱疮、IgA 天疱疮、角层下脓疱病以及皮肤的某些细菌感染都可以导致颗粒层的棘刺松解。所以如果有免疫学的结果就更加可靠。

Q：有关检查结果如何？

A：直接免疫荧光：棘细胞间 IgG 网状沉积；间接免疫荧光：棘细胞间 IgG 网状沉积，滴度 1：40。

诊断为红斑型天疱疮。如果能利用 ELISA 的方法检测桥粒芯蛋白的特异抗体对疾病的诊断、分型和病情判断则更加敏感。

Q：该患者是如何治疗的？

A：环孢素 100mg tid 口服，3 天后无新发皮疹且皮疹干涸、痂屑减少；10 天后皮疹基本控制，痂屑明显减少，部分红斑消退；3 周后皮疹完全控制，遗留部分红斑、痂屑，余为色素沉着斑；5 周后少许红斑未消退，环孢素开始以每 1 ～ 2 个月减 25mg 速度渐减量，皮疹无复发。

小结

红斑型天疱疮是天疱疮的一种亚型，皮疹好发于头部、面部、胸背部等脂溢部位，由于疱壁薄极易破，临床不易发现水疱，皮疹常表现为红斑上有油脂性鳞屑、黄痂，故而常误诊为脂溢性皮炎。临床医生体检时如能将红斑表面的痂屑去除，就可以发现其下的大片糜烂面，可大大降低误诊概率。组织病理和免疫学检查对疾病的诊断意义重大。大多数情况，系统的糖皮质激素是首选治疗，大约需要持续3 ～ 5 年的时间。部分患者存在激素的绝对或相对禁忌证，或者对激素治疗不敏感时，也可选择一些非激素的疗法，如免疫抑制剂、雷公藤多苷、生物制剂等。

病 例 15

龟头慢性红斑

（浆细胞性龟头炎；鉴别银屑病、扁平苔藓、增殖性红斑）

病例介绍

患者，男性，32 岁。

主诉：龟头包皮红斑 5 个月，无明显不适。

现病史：5 个月前，无明显诱因患者发现龟头包皮处出现红斑片，表面潮湿，但无明显的疼痛、瘙痒。患者曾外用抗生素药膏效，皮疹持续不消退，逐渐扩大。否认服药史，否认不洁性交史。

既往史和家族史无特殊。

体格检查：一般情况好，心、肺、腹物理检查无异常发现。

皮肤科检查：龟头背侧 1/2、腹侧全部及冠状沟附近包皮片状鲜红色斑片，境界清晰，不规则，表面湿润，似有糜烂（图15.1），无浸润，无触痛。腹股沟淋巴结无肿大，无压痛。

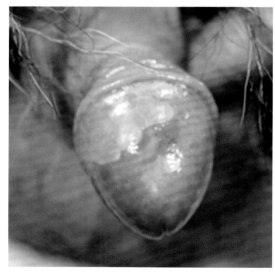

图 15.1　龟头红斑

Q：根据临床表现，有哪些疾病需要考虑？

A：好发于龟头部位的慢性红斑主要有念珠菌性龟头炎、固定性药疹、银屑病、扁平苔藓、寻常型天疱疮、黏膜类天疱疮、浆细胞性龟头炎、增殖性红斑等。

Q：根据目前提供的资料，可以排除哪些疾病？

A：生殖器部位的银屑病虽然少有云母状的厚鳞屑，但红斑的表面仍然比较干燥（图 15.2），常为轻度隆起的斑块，所以可以排除。固定性药疹易发生在龟头，一般 2 周左右可自愈，只有反复服用致敏药物才可反复出现。该患者无前驱的服药史，并且龟头处的红斑一直持续 5 个月不愈合，所以也可以排除。念珠菌性龟头炎的红斑表面常有白色点状膜状物，但仍需真菌镜检以排除。

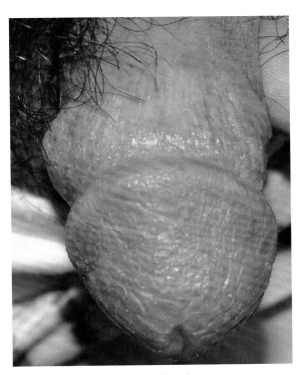

图 15.2　银屑病

Q：需要补充哪些体检和病史？

A： 扁平苔藓、寻常型天疱疮和黏膜类天疱疮除了可以累及生殖器黏膜外，口腔黏膜更易受累，也可能存在皮肤的损害。所以应检查其他的黏膜部位和皮肤。增殖性红斑是发生在生殖器部位的原位鳞癌，应询问肿瘤发生的有关基础疾病，如包茎等。

Q：红斑表面真菌镜检阴性。其他部位的黏膜和皮肤均未发现红斑、丘疹、水疱和糜烂。再次观察龟头部红斑的边缘未见白色网纹。患者包皮较长但无包茎。目前诊断有倾向性吗？还需要补充什么资料？

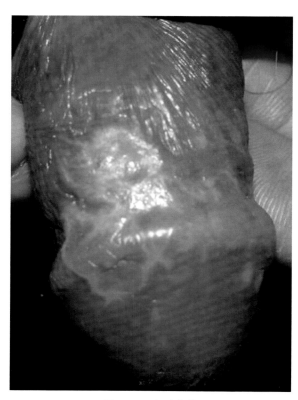

图 15.3　扁平苔藓

A： 根据上述信息，念珠菌性龟头炎可以排除。其他部位没有皮损，并且红斑表面的渗出不明显，寻常型天疱疮和黏膜类天疱疮的可能性也不大。典型扁平苔藓表面可见韦氏纹（图 15.3），但不能排除糜烂型扁平苔藓。增殖性红斑好发于老年人，应有明显浸润感（图 15.4）。该患者仅 35 岁，没有基础问题，红斑浸润不明显，基本不需要考虑。所以目前首先考虑浆细胞性龟头炎，但仍需要皮肤组织病理检查。

皮肤病理：部分表皮坏死，表皮无明显增生，未见细胞异形性。未见表皮内及表皮下疱，真皮浅层淋巴细胞及浆细胞带状浸润（图 15.5、图 15.6）。

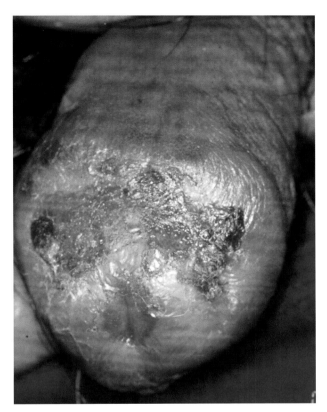

图 15.4 红斑增生

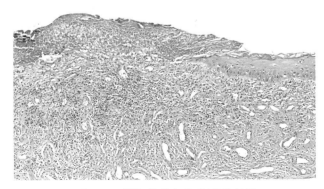

图 15.5 浆细胞性龟头炎病理表现

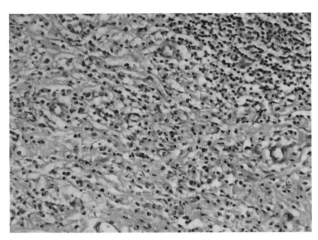

图 15.6 浆细胞性龟头炎病理表现

Q：目前可以确诊了吗？该患者如何治疗？

A：可以诊断浆细胞性龟头炎。

治疗主要是外用中效糖皮质激素制剂治疗，2～3周疾病消退。但停止外用后反复。需要间断维持治疗。

小结

浆细胞性龟头炎临床少见，因此多被误诊为非特异性龟头炎或其他疾病。本节对临床龟头常见和少见的红斑类疾病进行了较全面的梳理，希望对临床遇到类似情况时提供一条正确的思路，更重要的是不要漏掉红斑增生症等恶性疾病。

病 例 16

单发性慢性斑块

（汗孔角化症；鉴别神经性皮炎、银屑病、慢性湿疹、Bowen 病）

病例介绍

患者，女性，38 岁。

主诉：臀部皮疹十余年伴瘙痒。

现病史：患者十余年前于臀部出现一处红色皮疹伴瘙痒，不消退，并逐渐扩展成片，外院曾诊断为扁平苔藓、银屑病等，外用糖皮质激素等药物效果不佳，后未规律用药。

既往体健，否认药物过敏史。

家族史：否认有类似病史者。

体格检查：一般情况好，心、肺、腹物理检查无异常发现。

皮肤科检查：左侧臀部及骶部见一红色斑块，手掌大小，表面干燥，有白色鳞屑，Auspitz 征阴性。石蜡油涂擦表面，未见韦氏纹。皮损边界清楚，不规则，边缘隆起呈棕色，角化明显（图 16.1）。

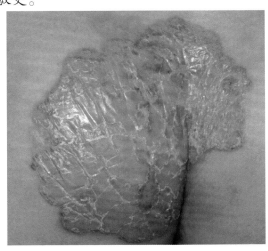

图 16.1 臀部红色斑块

Q：根据临床照片，有哪些疾病可以考虑？

A： 皮疹的特点是局限的肥厚斑块，境界清楚，而且病史很长。在临床上首先考虑的疾病是慢性湿疹，其次是局限性银屑病、扁平苔藓、神经性皮炎；汗孔角化症、Bowen 病和浅表型基底细胞癌也需要考虑。

Q：首先可以排除哪些疾病？

A： 慢性湿疹常多发，斑块周边多有活动性炎症性丘疹，境界不很清楚；扁平苔藓的表面有特殊的韦氏纹；银屑病表面为很厚的白色云母状鳞屑，Auspitz 征多阳性；而神经性皮炎主要为苔藓样损害（图 16.2）。上述特点均与本病不一致，所以基本可以排除。

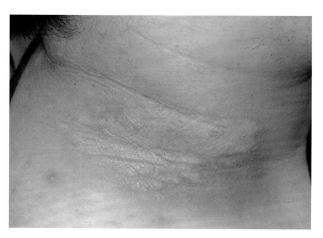

图 16.2　神经性皮炎

Q：患者的皮疹还有什么突出的特点对诊断具有指导价值？

A： 该患者的皮疹具有 3 个突出的特点：①皮疹表面干燥角化；②皮疹边缘清楚；③皮损边缘有一圈棕色的角化性堤状隆起。Bowen 病的表面常有较厚的黏着性鳞屑，边缘呈花瓣状（图 16.3），但没有本病例中的边缘特点。

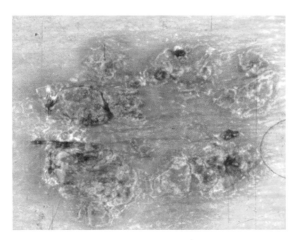

图 16.3 Bowen 病

Q：接下来如何考虑呢？

A：汗孔角化症和浅表型基底细胞癌都具有皮疹周边堤状隆起的特点，应当考虑这两种疾病。但浅表型基底细胞癌的表面有结痂和萎缩，而不是角化（图 16.4），大部分都发生于老年人，本例患者二十余岁即发病，所以临床第一考虑的是汗孔角化症。

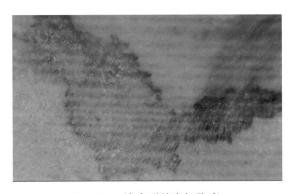

图 16.4 浅表型基底细胞癌

Q：可以通过什么方法确诊？

A：组织病理检查。无论是汗孔角化还是浅表型基底细胞癌、Bowen病、扁平苔藓、银屑病、慢性皮炎等，其病理改变都有特点，是非常好的鉴别诊断手段。

Q：该患者病理检查结果如何？

A：组织病理：表皮角化过度，可见一处有角质的凹陷，中央有角化不全柱，其下端的表皮颗粒层消失，散在坏死角质形成细胞（图16.5）。

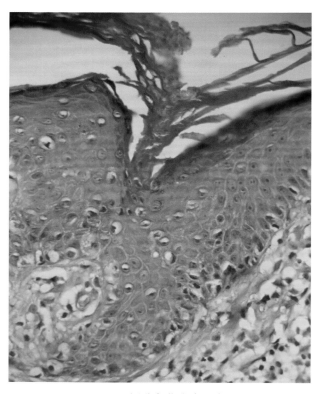

图 16.5　汗孔角化症病理表现

Q：联合组织病理结果，是否可以明确诊断？

A： 由于发现角质层内的角化不全柱，这一特异改变对于汗孔角化具有诊断价值。因此可以确诊为汗孔角化症。

Q：还需要获得更多的资料吗？

A： 应再次对患者的全身皮肤进行检查，寻找其他部位是否有类似皮疹。并再次关注家族成员有无类似病史。

Q：此病例是如何治疗的？

A： 外用 10% 水杨酸软膏及醋酸曲安奈德乳膏治疗 2 个月，皮损有所缓解。后对皮疹进行小面积液氮冷冻治疗 2 次，局部皮损明显消退。目前仍在治疗中。

小结

　　汗孔角化症是一种少见的慢性皮肤病。目前多数学者认为汗孔角化症属常染色体显性遗传，临床有多种亚型，如播散性浅表性光化性汗孔角化症，播散性掌跖汗孔角化症，点状掌跖汗孔角化症，线状或带状汗孔角化症，分散性足底汗孔角化症等。此例患者是经典的斑块型汗孔角化症，多无遗传背景，而且发病较晚。部分病程较长的斑块型汗孔角化继发鳞状细胞癌的风险增加。因此，病程长，损害近期明显加重者，需要进行病理检查。汗孔角化症的局部药物治疗可采用水杨酸软膏、维A酸软膏或咪喹莫特软膏等，但效果非常有限。对部分需要积极治疗者，可以采用 CO_2 激光、电灼、液氮冷冻、手术切除；泛发患者可口服异维A酸或阿维A，停药后易复发。

病 例 17

腹股沟区慢性斑块、糜烂结痂

（慢性家族性良性天疱疮；鉴别慢性湿疹，股癣，增殖性天疱疮，乳房外 Paget 病）

病例介绍

患者，男性，45 岁。

主诉：腹股沟反复红斑、糜烂伴痒痛二十余年。腋下、颈部皮疹 5 年。

现病史：患者于二十余年前开始腹股沟及阴囊出现水疱、糜烂，瘙痒明显，夏季皮疹加重且伴疼痛，外用抗生素和激素药膏可缓解，冬季皮疹常自行消退。近 5 年，皮损的面积逐渐扩大增厚，天气潮热时腋下、颈部也出现糜烂。

既往体健，否认药物过敏史及特殊接触史。

家族史：其父亲有类似皮疹。

体格检查：一般情况好，心、肺、腹物理检查无异常发现。

皮肤科检查：双腋下可见手掌大小红色斑块，表面糜烂、结痂，皮损边缘可见散在丘疱疹及点状糜烂面（图17.1）；腹股沟及阴囊可见类似皮损（图 17.2）。

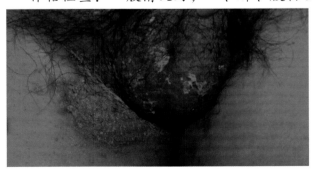

图 17.1 　腹股沟阴囊红斑块糜烂

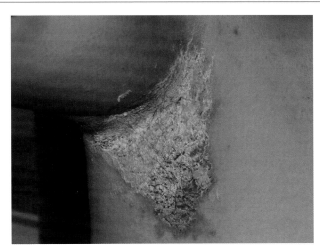

图 17.2　腋下红斑块糜烂

Q：根据皮疹表现，经常要考虑的疾病有哪些？

A：发生于间擦部位的斑块伴糜烂和渗出，慢性病程，需要考虑的疾病包括慢性湿疹、股癣、慢性家族性良性天疱疮、增殖性天疱疮和乳房外 Paget 病等。

Q：有那么多的疾病与本病例类似，如何逐一分析排除？

A：股癣发生于腹股沟，也是夏季加重，瘙痒明显，但典型的表现是沿红斑边缘排列的红色丘疹，虽然病史较长的股癣也可以出现肥厚的斑块，但斑块表面的渗出糜烂不明显，因此临床可以排除，必要时做真菌镜检。乳房外 Paget 病最好发的部位就是腹股沟和外阴，浸润性的红色斑块表面可以有糜烂，但此病的皮损多为非对称分布，并且好发于老年人（图 17.3）。而此病例发病早、皮疹对称、病程二十余年，Paget 病的可能性很小。增殖型天疱疮是自身免疫性疱病，好发于间擦部位、黏膜、基本损害与本病例类似。但如果没有长时间的系统治疗，皮疹会持续进行性发展，而且病情没有季节性变化，这些都与本病例不相符。

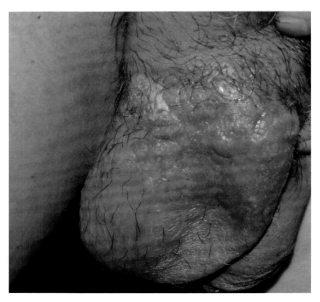

图 17.3 阴囊 Paget 病

Q：剩下就只有慢性湿疹和慢性家族性良性天疱疮了，如何鉴别两者？

A：这两种疾病的基本损害都包括红斑、斑块、丘疱疹、水疱、渗出、糜烂、结痂，都可以有瘙痒，外用糖皮质激素制剂短期有效。仅从皮损的角度，不易完全区分。但就病史而言，本患者二十余年的病史中皮损反复发作，但仅局限于间擦部位，同时并没有特别的物质接触；另一关键点是患者的父亲有类似的病史，提示此病可能与遗传相关。所以根据临床资料，诊断慢性家族性良性天疱疮。

Q：组织病理检查对诊断和鉴别有帮助吗？

A：组织病理：表皮增生，基底层上裂隙，表皮下半部可见大小不一的角质形成细胞团形成如倒塌砖墙样改变，团块内及其周边有棘刺松解现象（图 17.4）。这些符合慢性家族性良性天疱疮特征性病理改变。

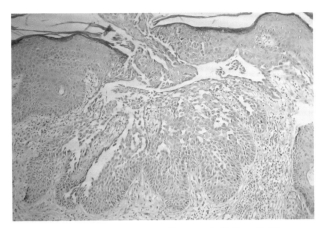

图 17.4　慢性家族性良性天疱疮的病理表现

Q：此例患者是如何处理的？

A：夏季症状严重时口服米诺环素 50mg bid，配合 3% 硼酸溶液外洗和外用曲安奈德乳膏，皮疹好转。冬季时腹股沟处行外科磨削术使其局部皮肤瘢痕化，第二年夏季皮疹症状减轻，仅外用药即可控制。

小结

慢性家族性良性天疱疮是常染色体显性遗传性皮肤病，通常青春期发病，间擦部位受累，夏重冬轻是其特点。由于基本损害和症状与湿疹非常相似，容易误诊。但如果临床医生能够详细询问病史并结合组织病理检查，就能做出正确的诊断和处理。

第三部分

结节/斑块性皮肤病

涂　平

病 例 18

面颈部暗红斑块伴萎缩

（寻常狼疮；鉴别结节病）

病例介绍

患者，女性，67 岁，工人。

主诉：左面部红色肿物 17 年余，偶有轻度痒痛。

现病史：17 年前原因不明左面部出现一个红色疙瘩，花生米大小，没有明显不适。此后皮疹不断扩大，并逐渐高出皮肤表面。曾在当地就诊，开始诊断为皮炎，口服中药，外用"肤轻松软膏（氟轻松）"数月，没有效果，皮疹仍在继续发展。此后又有医生认为是真菌感染，给予"达克宁软膏（咪康唑）"外用，口服"斯皮仁诺（伊曲康唑）" 2 个月，仍然没有效果。后来，患者又听说激素可以治疗皮肤病，就自行口服"强的松（泼尼松）"每天 6片，连续 2 个月，皮疹反而明显增大，脸部水肿，随即停止使用。此后患者多次采用偏方治疗，如吃海带等，但都没有效果。发病以来无发热，无咳嗽、消瘦、盗汗等，大小便正常。

既往史：无特殊病史。

个人史：无特殊。

家族史：无结核病等特殊病史。

体格检查：一般情况好，心、肺、腹物理检查无异常发现。

皮肤科检查：左侧面部及左颈上部手掌大的黄红色斑块，边界清楚，外周部分明显隆起，不平整，呈融合性结节状，部分表面结痂。中央区域较平坦，部分萎缩。触诊时斑块质地较软（图 18.1）。

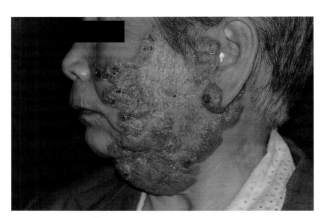

图 18.1   左面颈部黄红色斑块

Q：根据临床表现，可以除外哪些疾病？

A：本病例的基本损害是长期发展的斑块，中央有萎缩，据此可以排除皮炎湿疹类、红斑鳞屑类疾病。

Q：此损害需要考虑哪类疾病？

A：需要考虑两大类问题，一是各种肉芽肿性疾病，二是肿瘤。

Q：肿瘤的可能性大吗？

A：可能性不大。因为如果是恶性肿瘤，如鳞状细胞癌、基底细胞癌、恶性淋巴瘤等，病期不可能长达 17 年，而且多会有明显溃疡、转移灶等。与本病例完全不符合。至于良性肿瘤，一般没有萎缩等表现，也可以排除。

Q：哪种肉芽肿可能性最大？

A：一般非感染性肉芽肿较硬韧，很少发生溃疡和萎缩。结合本病例，首先需要考虑感染性肉芽肿。在感染性肉芽肿中，最常见的是寻常狼疮，其次是真菌感染和非结核分枝杆菌感染。发生在面颈部的单发性肉芽肿性斑块，呈慢性匍行性扩大，首先诊断寻常狼疮。

Q：按照这一临床分析思路，多数是正确的。但是，也有误诊可能，其中最容易误诊的疾病是哪种？

A： 与寻常狼疮皮疹最像的是结节病。两者都是暗红色结节、斑块，境界较清楚，慢性过程。如果不仔细检查，容易混淆。但两者临床皮疹有明显区别。结节病的损害呈暗红色，表面光滑，质地韧硬，在活动性损害没有萎缩（图 18.2）。而寻常狼疮损害呈黄红色，中央区域萎缩，表面常有结痂，质地中等偏软。

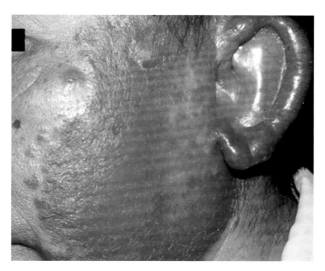

图 18.2　结节病

Q：年轻医生时常没有能力把握临床皮疹的特点，此时组织病理检查有很大帮助吗？

A： 是的，组织病理检查对此类疾病有重要的辅助诊断作用。特别是病理表现典型时。寻常狼疮可以见到结核结节，即中央干酪样坏死，其周围是组织细胞为主浸润，最外层是淋巴细胞为主浸润（图 18.3）。但临床实践中，多数寻常狼疮的组织病理表现，并没有干酪样坏死。此时与结节病的病理表现类似。但结节病的组织病理特点是，上皮样细胞聚集成结节，中央没有干酪样坏死，边缘似有纤维组织包绕，因此境界很清楚。因为结节周围少有淋巴细胞浸润，组织病理称为裸结节（图 18.4）。

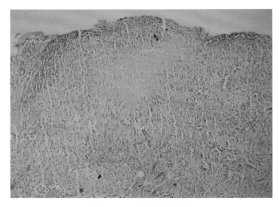

图 18.3　结核肉芽肿

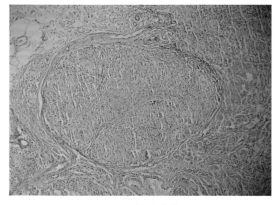

图 18.4　结节病病理

Q：如果没有条件做病理检查，还有什么方法可以进一步协助诊断吗？

A： 临床上基层医生遇到这种情况并不少见。具体到该患者，有两种方式，其一是做 PPD 皮内试验，如果明显阳性反应，支持寻常狼疮；如果阴性，则支持结节病的诊断。另外，如果没有严重肝、肾损害，也可以进行抗结核的诊断性治疗。

Q：该患者具体治疗如何？

A： 因为该患者从临床表现，组织病理表现均符合结核感染引起的寻常狼疮。所以首先选择抗结核治疗。具体是异烟肼 0.3g/d，乙胺丁醇 750mg/d，利福喷汀 600mg 每周两次。治疗 2 个月时复查，皮疹明显缩小。治疗 8 个月时皮疹完全消退。又维持治疗了半年停药。此后每半年随访一次，至今无复发（图 18.5）。

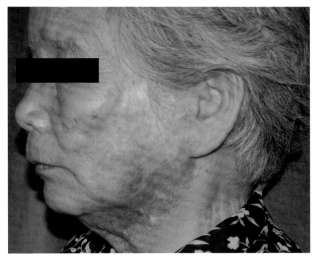

图 18.5　寻常狼疮治疗后

小结

在皮肤结核中，寻常狼疮是最常见的类型。可以发生在任何部位，但以颈部和面部好发。典型损害为暗红色或黄红色结节、斑块，缓慢扩大，中央萎缩，周边隆起，表面少许结痂，质地中软。临床皮疹需要与结节病、其他肉芽肿、淋巴瘤等鉴别。鉴别诊断的关键是抓住各种疾病的皮疹特点，这样才能从比较各自特点中发现差别，进行鉴别。

对于皮疹和组织病理表现不典型的病例，可以采用诊断性治疗的方法。比如，当高度怀疑寻常狼疮时，常采用口服三联抗结核治疗，如果皮疹在 1 ~ 2 个月有明显改善，就支持诊断，否则应当考虑其他问题。

病 例 19

多发性环状隆起性结节

（环状肉芽肿；鉴别结节病）

病例介绍

患者，女性，68岁，退休干部。

主诉：发现前胸后背皮疹2年余，有些瘙痒。

现病史：2年前患者发现前胸有小疙瘩，约绿豆大小，以为是吃鱼过敏，自行服用"息斯敏（阿司咪唑）"1周，病情没有好转。此后，在肩膀、后背也出现了类似皮疹，并有轻度瘙痒。在当地就医，医生怀疑吃药过敏，嘱其停用2种降压药，并口服西替利嗪等抗过敏药物等治疗1个月，皮疹仍在发展。此后曾口服中药（具体不详）治疗2个月，没有效果，皮疹发展到四肢、面部。有时轻度瘙痒。发病以来没有发热，大小便正常。

既往史：有高血压5年，服药控制在正常范围。

个人史：无特殊。

家族史：无类似病史。

体格检查：一般情况好，心、肺、腹物理检查无异常发现。

皮肤科检查：面部、躯干、四肢为主对称性、多发分布的皮肤色或淡红黄色小丘疹，多数5～8mm大小，部分损害中央呈脐窝状，见少许1～2cm大小黄红色环状结节。皮损边界清楚，表面光滑，质地中等偏硬，无触痛（图19.1、图19.2）。

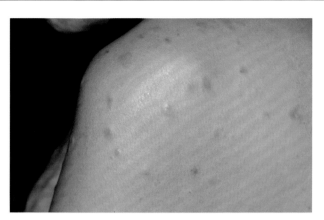

图 19.1　肩部淡黄色小结节

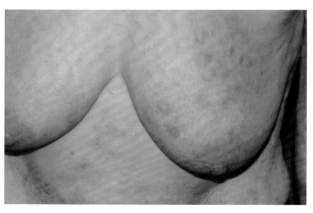

图 19.2　胸部淡红色小结节

Q：根据临床表现，需要考虑的疾病有哪些？

A： 本病例的基本损害是实性、光滑的小丘疹和小结节，考虑的视野应当集中在肉芽肿和淋巴细胞增生类疾病方面。

Q：如此广泛的肉芽肿，是否可以不太考虑感染性肉芽肿？

A：是的，如果是如此多发的感染性肉芽肿，一般发生在免疫功能低下的患者，如肿瘤、长期使用糖皮质激素或免疫抑制剂以及艾滋病等患者。而此患者病期 2 年余，一般情况良好，所以感染性肉芽肿的可能性不大。同理，淋巴瘤类疾病也可以初步排除。

Q：那么非感染性肉芽肿有很多种类，本病例如何考虑？

A：非感染性肉芽肿皮疹的共同特点是较为一致的结节或斑块，质地较硬，表面光滑，一般不发生溃疡。而本病例的皮疹完全符合这些特点。但是如此多发、广泛的皮疹，最常见的还是结节病，其次某些黄瘤类及组织细胞增生类疾病也需要考虑。但仔细观察皮疹，皮疹颜色是皮肤色或淡红褐色，与暗红色的结节病不同（图19.3）。因此结节病的排序应当向后。另外，更重要的是部分皮疹呈盘状和环状，因此环状肉芽肿的可能性最大。

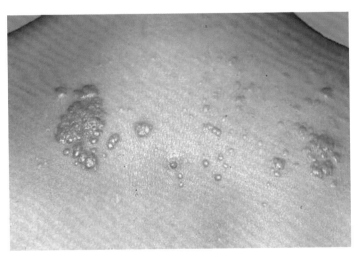

图 19.3　结节病

Q：组织病理表现如何？

A：该患者活检组织病理检查发现，表皮大致正常，真皮中层组织细胞呈栅栏状排列，在栅栏状结构的中央区域，胶原纤维变性、断碎（图 19.4）。

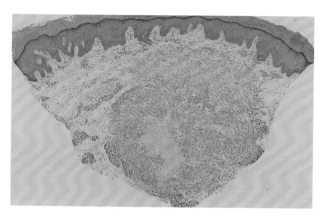

图 19.4　环状肉芽肿

Q：一般而言，环状肉芽肿主要是在面部、手足等局限性发病，很少有全身泛发的。该患者皮疹如此广泛，为什么？

A：环状肉芽肿的发病原因不很清楚。局限发病者，可能与局部外伤或虫咬有关。但泛发者可能与糖尿病有关系。该患者在年初体检即发现空腹血糖 7.2mmol/L。因此，其泛发损害也可能与糖尿病有关。反言之，临床遇到泛发性环状肉芽肿时，需要关注糖尿病的问题。

Q：环状肉芽肿的治疗比较困难，该患者具体应如何治疗？

A：因为该患者有糖尿病，所以请内分泌医生治疗糖尿病。关于皮肤科治疗，由于本病属于炎症性疾病，而且临床皮疹泛发，不适合局部治疗。所以口服雷公藤多苷 20mg/ 次，每天 3 次，1 个月后皮疹开始改善。此后雷公藤多苷剂量改为20mg/ 次，每天 2 次，同时给予葡醛内酯（肝太乐）保肝，又治疗 2 个月余，皮疹基本消退。

小结

　　尽管环状肉芽肿的临床有多种亚型，但如果仔细检查皮疹，会发现在不同的临床类型中，总会有一些皮疹中央相对凹陷，呈盘状或环状；即使在表现为丘疹的环状肉芽肿中，也可以发现有些丘疹中央有类似脐窝状的特征。因此绝大多数环状肉芽肿都可以通过临床确诊。在组织病理诊断中，部分环状肉芽肿并不表现为典型的组织细胞呈栅栏状排列，而是少许散在于胶原束之间，因而很容易被忽视。在治疗方面，局限性皮疹，可以用糖皮质激素局部外用或其混悬液皮疹内注射。近来有局部外用他克莫司软膏治疗成功的报告，可以尝试使用。对泛发性皮疹，除口服糖皮质激素外，尚没有较有效的治疗方式。沙利度胺、羟氯喹、雷公藤多苷等抗炎类药物都是可能的选择，但需要平衡药物疗效与不良反应。

单侧上肢线状结节，结痂

（孢子丝菌病；鉴别非结核分枝杆菌感染、上皮样肉瘤）

病例介绍

患者，女性，53 岁，农民。

主诉：发现右手臂皮疹 1 年余，有些疼痛。

现病史：1 年前患者右手背在收玉米时被刺伤，出现了一个小红包，没有处理。但红包 3 周后仍不消退，并增大至花生米大小，随在附近医疗站看病，医生认为是疖子，给予"氨苄青霉素"口服 10 天没有好转。此后皮疹继续增大，3 个月时长到红枣大小，并出现破溃、流脓，有时轻度疼痛。又外用"拔毒膏"等 2 周没有效果。2 个月后发现右手腕内面有一个小红疙瘩，玉米粒大小，表面发红，手按压时有疼痛。服用偏方 3 个月，病情仍在发展。又到当地医院住院治疗。医生诊断为皮肤感染，静脉炎，静脉注射"舒普深（注射用舒巴坦钠头孢哌酮钠）"10 天没有控制病情，后改用"泰能（亚胺培南）"一周，仍然无效果而出院。此后，在右手臂又向上依次出现了 2 个新疙瘩，即来我院就医。发病以来没有发热，右上肢活动正常，大小便正常。

既往史：无特殊。

个人史：久居哈尔滨郊区，种植农作物为生。

家族史：无类似病史。

体格检查：一般情况好，心、肺、腹物理检查无异常发现。

皮肤科检查：左手背、前臂伸侧 6 处结节群，2 ～ 4cm 大小，表面有溃疡，结痂；质地中等，部分损害中央较软；结节边缘不清楚，压痛不明显。左肘窝可触及 3 个花生米大小淋巴结，质地中等，有轻压痛。左腋下淋巴结未触及肿大（图 20.1）。

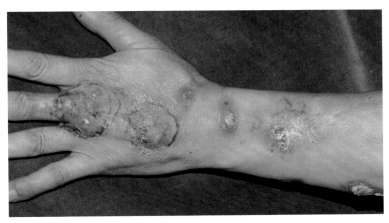

图 20.1　左手、前臂多发结节溃疡

Q：临床此类疾病少见，但有时可以见到从手部向心性发展的损害，这种情况需要如何考虑？

A：此种向心性发展的疾病一般是沿着淋巴管播散的疾病。主要包括感染性肉芽肿和肿瘤两大类问题。相对多见的是孢子丝菌病、非结核分枝杆菌感染和上皮样肉瘤等。

Q：此患者首先需要考虑的疾病是哪种？

A：该患者结节中央有破溃、坏死，质地中等或较软，这些特点符合感染性肉芽肿。在此种肉芽肿中，孢子丝菌病最常见，而非结核分枝杆菌感染相对少见，所以首先考虑前者。况且，孢子丝菌主要存在于土壤、一些植物的枝干上，通过外伤进入人皮肤内。而非结核分枝杆菌主要是接触鱼类、肉类等而被感染（图 20.2）。因此该患者病史也支持前者的诊断。

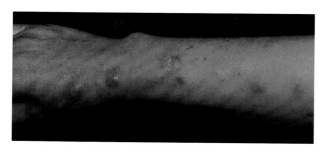

图 20.2 游泳池肉芽肿（非结核分枝杆菌感染）

Q：尽管临床应当如此考虑，但毕竟感染性肉芽肿有很多种类，需要做实验室检查证实，其中组织病理检查是否最重要？

A：感染性肉芽肿的诊断中，组织病理检查是必需的。其共同特点是混合性炎症细胞浸润，包括淋巴细胞、组织细胞及多核巨细胞、中性粒细胞、浆细胞、嗜酸性粒细胞等。本患者组织病理检查 HE 染色表现为：真皮内弥漫性炎症细胞浸润，主要为淋巴细胞和中性粒细胞，间有明显浆细胞及散在分布的组织细胞和多核巨细胞，部分区域有中性粒细胞脓疡，未见病原体（图 20.3）。

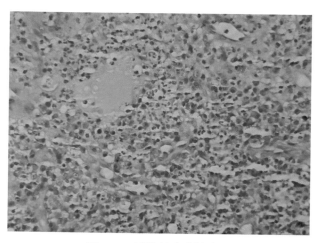

图 20.3 感染性肉芽肿表现

Q：如果要确定病原体，组织切片特殊染色是最重要的吗？

A：这个问题不能一概而论，要取决于不同病原体。本病例切片经 PAS 染色发现真菌孢子（图 20.4）。但临床中多数孢子丝菌在组织切片的特殊染色中不易被发现，而新鲜组织真菌培养一周后阳性率高达 90%。所以当考虑孢子丝菌病时，组织真菌培养是最关键的检查。当然，其他真菌感染，如着色芽生菌等培养需要的时间较长，另外，继发感染及污染等因素也可产生阳性培养结果，所以，对有些感染而言，组织切片中发现病原体有很重要的诊断价值。

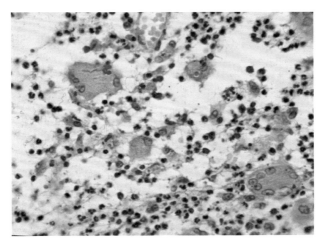

图 20.4　PAS 染色阳性孢子和菌丝

Q：如果本病例真菌培养阴性，普通细菌培养未发现致病性微生物，此时如何考虑？

A：因为组织病理已经证实是感染性肉芽肿，所以如果真菌培养确实是阴性，此时就需要考虑某些特殊细菌感染，如结核分枝杆菌、麻风分枝杆菌、非结核性分枝杆菌等。本病例从临床表现到组织病理均不符合结核分枝杆菌及麻风分枝杆菌感染，所以余下可能性最大的是非结核分枝杆菌感染。

Q：应当如何证实非结核分枝杆菌感染？

A： 在临床实践中，这是非常困难的问题。因为组织病理中此感染与很多真菌感染的表现类似，难以鉴别。而耐酸染色后发现抗酸杆菌的阳性率很低。所以常规方法很难发现细菌。因此需要特殊培养。但非结核分枝杆菌培养困难，除结核病专科医院外，一般医院不能做此项检查。再者，培养周期很长，一般需要 1 个月以上，而且阳性率较低，不能满足临床诊断需要。尽管近来有 PCR 方法检测细菌 DNA 片段，特异性和敏感性均有所提高，但仍在研究阶段，还不能作为常规的检查手段。因此经验性治疗或者诊断性治疗还是更实用的方法。

Q：在第一个问题中，还提到上皮样肉瘤需要考虑，什么情况下需要考虑此种疾病？

A： 尽管上皮样肉瘤皮疹分布与孢子丝菌病非常相似，也是结节从肢体远端沿着淋巴管向心性迁移，并常有溃疡。但结节质地硬韧，没有化脓性表现（图 20.5）。而且，常有明显的自发性疼痛。此时组织病理检查就非常重要了。

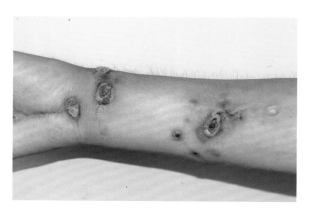

图 20.5　上皮样肉瘤

Q：上皮样肉瘤的组织病理表现有特点吗？

A： 是的，特点是真皮内，或皮下组织中大片上皮样或梭形细胞呈实体性增生，可有细胞非典型性（图 20.6）。有时在部分区域有坏死。因为上皮样肿瘤细胞有时与组织细胞相似，所以可能被误诊为肉芽肿。此时，免疫组织化学染色对确诊很有帮助，一般是 Vimentin、CD34、EMA 和 CK 阳性。

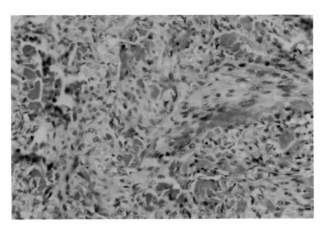

图 20.6　上皮样肉瘤病理表现

Q：该患者是如何治疗的？

A：该患者家住哈尔滨，当地医院有碘化钾溶液。所以嘱患者每日口服碘化钾溶液三次，2 周后皮疹开始缩小，3 个月后基本消退。连续治疗半年后，痊愈。停药后随访 1 年没有复发。

Q：目前国内很多医院没有碘化钾溶液，此种情况如何选择治疗？

A：这时可以选择唑类抗真菌药，如伊曲康唑 200mg/d，连续 6 个月以上，或者特比萘芬 250mg/d，连续半年以上，也可以获得很好的疗效。

小结

孢子丝菌病临床不少见，特别在北方农村的某些地区更是如此。临床以化脓性结节为基本表现。常见的是沿淋巴管播散的类型，少数情况是局限在某些部位的结节发展成斑块，形成所谓固定型。极少数情况发生全身播散性结节，主要发生在各种免疫抑制的患者中。

　　该病治疗不难，所以只要确诊了，一般都可以治愈。此病例的关键是必须要排除其他疾病，特别是上皮样肉瘤。因为后者早期诊断后，手术彻底切除后还可长期生存。否则，到晚期一旦发生腋窝淋巴结转移，很快会转移到肺部，预后非常不好。

面部慢性环状红斑块，有鳞屑

（皮肤红斑狼疮；鉴别梅毒疹、皮炎）

病例介绍

患者，女性，1岁2个月。

主诉：家长发现面部红色皮疹1年余。

现病史：家长述患儿出生时面部有小红斑点，以为是奶疮，没有在意。但皮疹不消退，反而扩大，增多，有些脱皮，去医院就医，诊断为湿疹，外用儿童郁美净面霜后脱皮稍减少，但皮疹继续发展，形成环状，高出皮肤表面。又去当地儿童医院看病，诊断为环形红斑，口服氯苯那敏（商品名：扑尔敏）每天半片，外用丁酸氢化可的松软膏（商品名：尤卓尔）等数周，皮疹稍平复一些，但此后继续扩展。增多。即来我院就医。发病以来家长基本没有看到患儿用手擦皮疹的情况。也没有发热。进食、大小便正常，精神正常。

既往史：无特殊。

个人史：无特殊。

家族史：母亲31岁，公司部门经理。近几年夏季面部和手背起红疹，冬季减轻。有时手指和手腕关节疼痛。妊娠后一直按时做产前检查，未发现异常。

体格检查：发育正常，心、肺、腹物理检查无异常发现。

皮肤科检查：双侧面颊部、耳廓为主，红斑、小丘疹和环状水肿性斑块，部分表面有鳞屑和薄痂，未见水疱。触诊有轻度浸润感。躯干、四肢和手足均未见皮疹。浅表淋巴结未触及肿大（图21.1）。

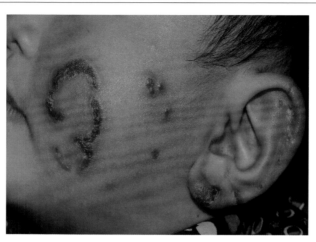

图 21.1　面部环状红斑

Q：临床有环状损害的皮肤病有一大类，但在儿童的主要疾病有哪些？

A：环状分布的损害在儿童应当考虑线状 IgA 大疱性皮肤病、新生儿红斑狼疮、先天性梅毒等。当然，有时皮炎湿疹也可以出现类似损害。

Q：根据上述可能，此患者如何逐一排查？

A：在此类疾病中发病率最高的是线状 IgA 大疱性皮肤病，但该患儿病程中从没有水疱或大疱情况，所以临床上可以排除。

关于新生儿红斑狼疮，主要表现为红斑、鳞屑性损害，初期为小红丘疹，此后逐渐发展，形成红斑和斑块，境界比较清楚。典型表现为环状、花边状水肿性红斑，表面有鳞屑或少许结痂，有浸润感。而该患儿的皮疹与这些特点非常吻合。因此，首先考虑新生儿红斑狼疮的诊断。当然还需要有关实验室检查证实。

先天性梅毒有时也可出现环状皮疹，与本病例相似。与获得性梅毒疹相比，早期先天性梅毒疹与成人的初发二期梅毒不一定相似，时常更像成人的复发性二期梅毒疹，即皮疹较大，数量较少，分布不均匀。经常可以看到呈环状、花边状的斑块（图 21.2）。此时需要与新生儿红斑狼疮鉴别。但该患儿病史和体格检查中均未发现手足部位皮疹，在外生殖器和肛门周围也没有皮疹。况且，患儿母亲一直按时做产前检查，如果有梅毒感染，应当早就发现了。所以临床患先天性梅毒的可能性不大。

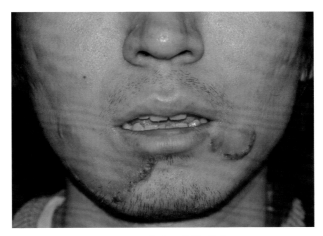

图 21.2　成人二期梅毒疹

Q：婴儿湿疹还需要考虑吗？

A：基本不需要了。尽管婴儿湿疹很常见，但是基本损害是多发性小丘疹，渗出明显，因瘙痒患儿常用手反复揉擦皮疹，这些都与本患儿情况不符合。

Q：下一步的实验室检查最关键的是哪些？

A：有关的血液学检查非常有必要。如患儿及其母亲都需要检查血常规、ANA、ENA、dsDNA、补体、免疫球蛋白等。另外，心电图非常重要。当然，RPR 和TPPA 也可以检查一下。

Q：实验室检查结果如何？

A：患儿抗 Ro/SSA 阳性，而其他，如血常规、ANA、dsDNA、补体、免疫球蛋白等均正常，心电图正常。RPR 和 TPPA 均阴性。其母亲血常规中 WBC $2.9 \times 10^9/L$，ANA 1：1000 阳性，Ro/SSA 阳性，其余均正常。RPR 和 TPPA 也阴性。

Q：应当可以确诊新生儿红斑狼疮了，如何治疗呢？

A： 新生儿红斑狼疮的发病机制是母体的有关致病抗体，如抗 Ro/SSA 等抗体通过胎盘进入到胎儿体内，引起皮疹等损害。因此，损害是暂时性的，随着来自母体的抗体逐渐被分解代谢，病情可以逐渐恢复。本患儿没有发现心脏等内脏受损的表现，因此给予泼尼松 10mg/d 口服，1 个月后皮疹完全消退，停药后皮疹没有复发。当然，其母亲需一直接受红斑狼疮的规范治疗。

小结

新生儿红斑狼疮少见，其特征与成人的亚急性皮肤红斑狼疮类似，主要表现为环状红斑样损害，此时需要与环状红斑、梅毒疹、线状 IgA 大疱性皮肤病、类天疱疮等鉴别。另一种少见情况是红斑鳞屑型，此类皮疹与银屑病、湿疹、药疹等相似，需要注意鉴别。

国外报道，新生儿红斑狼疮可发生房室传导阻滞，引起心功能障碍而危及生命。但国内研究发现，心脏损害在国内极少发生，预后很好。当然，有关心脏等内脏的系统检查仍然是非常有必要的。

下肢褐红色斑块

（类脂质渐进性坏死；鉴别银屑病、硬斑病、胫前黏液水肿）

病例介绍

患者，女性，51岁。

主诉：双小腿红色皮疹，缓慢发展3年。

现病史：3年前，患者发现小腿有一块红斑，以为是锻炼时碰伤了，没有在意。但红斑1个月后仍没有消退。在当地看病，认为是皮炎，外用"皮炎平"软膏（地塞米松）3周，没有效果。以后又外用肤轻松软膏（氟轻松）、艾洛松软膏（糠酸莫米松）几个月，还是没有效果。皮疹一直在扩大。2年前左小腿又出现了小红斑，与右小腿的早期皮疹类似。再次去当地一家医院看病，诊断为硬皮病，口服迈之灵片、秦艽丸、复春片等1年，没有见效。皮疹还在缓慢扩大，增厚。发病以来皮疹无不适感，也没有发热，进食、大小便正常。

既往史：有高血压病3年，糖尿病6年。

个人史：无特殊。

家族史：母亲有糖尿病，父亲有高血压病。

体格检查：一般情况好，心、肺、腹物理检查无异常发现。

皮肤科检查：双侧小腿胫前各一个椭圆形暗红色斑块，右侧约7cm×3.5cm大小，左侧约3cm×2.5cm大小。表面较平滑，无鳞屑，边缘清楚，质地硬韧，有浸润，无压痛。腘窝淋巴结未触及肿大，见图22.1。

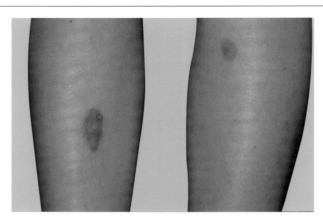

图 22.1　胫前暗红色斑块

Q：临床第一眼看皮疹，有些像银屑病，是吧？

A：是的，最初看是有些像银屑病，但仔细观察，无鳞屑，皮疹不是肥厚性斑块，而是浸润性斑块，这与银屑病有重要不同。再有，皮疹数目很少，长期存在，缓慢发展的病史也不支持银屑病。所以可以排除。

Q：患者曾经被诊断过硬皮病，应当如何分析？

A：该患者皮疹为局限性暗红斑块，表面较光滑，质地硬韧，而且是慢性病程，的确与硬皮病相似。但硬皮病早期的暗红斑块，经过数年，一般中央颜色会变为黄白色或褐色，如果周围有环状红斑，说明处在活动期。但一般硬皮病皮损的境界不很清楚（图 22.2）。这些特点与本病例的皮损不符合。

Q：还有哪些需要考虑的诊断？

A：有一种少见的情况，即类脂质渐进性坏死。表现为胫前暗红色斑块，单侧或双侧分布，典型表现为暗红色的斑块，久之变成褐色，陈旧性皮疹可有溃疡、萎缩。质地韧硬。境界比硬皮病清楚。慢性过程。本病例与此病的中早期特点较为符合。

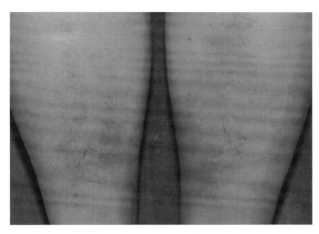

图 22.2　硬斑病

　　再有需要鉴别的是胫前黏液水肿。尽管典型表现也为暗红色斑块，但表面呈现特征性的橘皮样外观，而不是本病例中光亮的表面。

Q：在实验室检查方面，类脂质渐进性坏死有什么特征吗？

　　A：因为类脂质渐进性坏死少见，还可能与其他疾病混淆，所以确诊需要组织病理结果支持。典型组织病理检查表现为真皮中下层及皮下脂肪小叶间隔多层状分布的栅栏状肉芽肿，中央为胶原纤维轻度变性、断裂，即渐进性坏死，其周围有组织细胞或多核巨细胞呈栅栏状排列（图 22.3）。个别病例可以见到小血管炎的表现。这些特点可以与硬皮病等鉴别。

Q：还需要做其他实验室检查吗？

　　A：需要做血糖检查。尽管类脂质渐进性坏死发病原因不明，但糖尿病与本病有密切关系。本病在糖尿病患者中的发生率大约是 0.1%，但两者的发病时间不一定平行。可以先有糖尿病，后发现类脂质渐进性坏死；也可以同时发病；部分患者先发生皮疹，很多年后才发现糖尿病。该患者发病前已有 3 年的糖尿病史。也支持两者间的相关性。

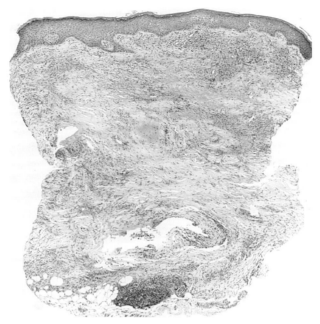

图 22.3   类脂质渐进性坏死病理表现

Q：在治疗方面好像比较困难？

A：是的，目前本病没有特效治疗方法。如果有糖尿病，首先要控制糖尿病。至于皮疹，糖皮质激素混悬液局部封闭可获得较明显的效果。也可以手术切除，但一般没有必要。其他治疗效果不佳。

小结

类脂质渐进性坏死少见，因此临床诊断较困难，容易漏诊和误诊。但只要掌握了本病的皮疹特点，既不同于硬皮病，也不同于胫前黏液水肿，通过组织病理就可以确诊。当然，一些其他疾病，如皮肤淋巴瘤等有时也与此病类似，所以组织病理检查对此类疾病的诊断和鉴别诊断都是非常必要的。

肛门周围结节

（增殖型天疱疮；鉴别尖锐湿疣、扁平湿疣、慢性家族性良性天疱疮）

病例介绍

患者，男性，47岁。

主诉：肛门周围破溃、疣瘤半年余，有流水和痒痛感。

现病史：半年前，患者发现肛门周围疼痛感，通过镜子发现肛门附近左侧发红，有破裂，自认为是皮肤感染，外用红霉素软膏1周没有好转，又外用环丙沙星软膏、莫匹罗星（商品名：百多邦软膏）等数周，仍然没有效果，破溃面积增大，有疼痛。去当地就诊，医生也考虑是皮肤感染，给予头孢曲松钠静脉点滴2周，病情没有好转，逐渐扩大，肛门旁右侧也发生破溃。疼痛加重。此后又用中药坐浴3周，流水情况减轻，溃裂开始愈合。于是继续中药坐浴，此后皮疹逐渐增厚，隆起形成疣瘤。疼痛减轻。有时少量流水。2个月前再次就诊，医生诊断为尖锐湿疣，用激光治疗后皮疹变平。3周后皮疹复发，再次隆起皮肤变成疣瘤，而且范围扩大。当地医生又局部注射干扰素，隔日1次，连续1个月，疣瘤不断增大，有时流水，偶尔有痒痛感。近期口周又有类似皮疹出现，随即来我科就诊。发病以来无发热，进食、大小便正常。

既往史：20年前有肺结核病史，治疗1年半，后每年复查X线胸片正常。

个人史：无特殊。

家族史：无类似病症者。

体格检查：一般情况好，心、肺、腹物理检查无异常发现。

　　皮肤科检查：肛门两侧见对称分布的扁平结节，红枣至鸽蛋大小，有些融合性，境界清楚，表面粗糙，有结痂，个别小糜烂。双侧口角有类似结节（图23.1）。

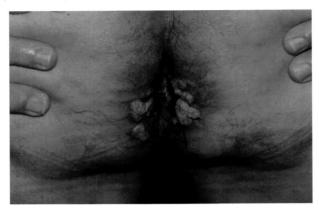

图 23.1　肛周扁平结节糜烂

Q：临床第一印象是什么？

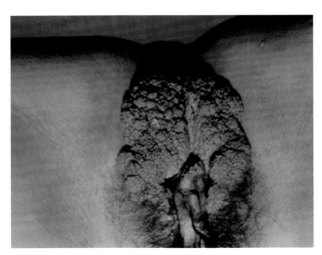

图 23.2　尖锐湿疣

A：一般医生，首先考虑的是尖锐湿疣。这是符合临床逻辑的，因为此病最常见。但是认真分析皮疹，会发现很多疑点。一般尖锐湿疣表面为小乳头状或小颗粒状，无糜烂或渗出，无结痂（图23.2）。这些与本病例有明显不同。

Q：其次要考虑哪些疾病？

A：其次要考虑扁平湿疣。二期梅毒疹在潮湿摩擦的部位可发生类似的皮疹。基本损害是一厘米以下的扁平丘疹，常呈盘状，中央稍凹陷、糜烂，有渗出，但很少有结痂（图 23.3）。但像本病例中，如此大的斑块，表面厚痂的情况很少见。

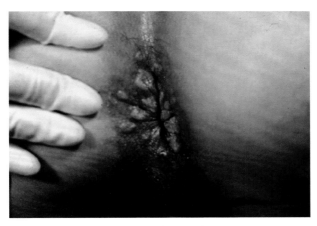

图 23.3　扁平湿疣

Q：还有哪些需要考虑的诊断？

A：另一种是家族性慢性良性天疱疮。主要发生在腹股沟区、外阴、腋下及肛周。尽管少数出现结节或斑块等增生性损害，但主要表现是慢性糜烂性斑疹或斑片。因此与本病例表现不符合。

Q：上述几个疾病都不符合，到底是什么疾病呢？

A：是增殖型天疱疮。本病典型的表现为在腔口周围及腋下和腹股沟等间擦部位肥厚性结节及斑块，表面常有结痂和糜烂。有时可见小脓疱。因继发感染，出现渗出，有异味。

Q：需要做哪些实验室检查吗？

A： 当然需要。正如上述的几种疾病都与本病相似，所以组织病理检查是诊断和鉴别诊断的必要手段。该病例活检后组织病理检查发现，表皮不规则增生，表皮内有嗜酸性粒细胞性脓疡，部分表皮基底层上有小裂隙，可见一些棘刺松解细胞。真皮浅层片状淋巴细胞和嗜酸性粒细胞浸润，见图23.4。符合典型的增殖型天疱疮的表现。因此诊断明确。

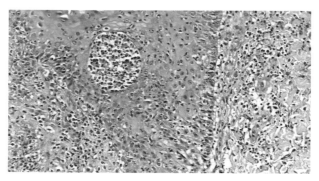

图23.4　增殖型天疱疮的组织病理表现

Q：因为是天疱疮，在治疗方面很困难吧？

A： 是的，天疱疮是一种慢性自身免疫性疾病，治疗周期长，容易复发。但在天疱疮中，增殖型天疱疮是寻常型天疱疮的一种良性限局型。自然预后较好。治疗中，糖皮质激素的需要量相对较低。因此，本例患者口服泼尼松40mg/d，3周皮疹消退。此后逐渐减少剂量，直至泼尼松10mg/d维持治疗1年，病情稳定至今。

小结

增殖型天疱疮临床很少见。此病早期可以有多种表现，可以是典型的寻常型天疱疮，也可以类似多形红斑、脓疱疮等其他炎症性皮肤病。但这些前期疾病会逐渐消退，而在腔口周围，以及腋窝、腹股沟区等间擦部位出现增生性或疣状结节及斑块。表面常有糜烂、结痂，常可发现小脓疱。此时除需要与上述疾病鉴别外，还可能与深部真菌感染性肉芽肿、结核肉芽肿，局限型朗格汉斯细胞增生症等相混淆。因此，对此类少见的、特异性不很强的疾病，组织病理检查非常必要。不要想当然地按照尖锐湿疣等治疗，以免造成误诊、误治。同时，如果临床遇到类似尖锐湿疣等病例，常规治疗效果不好时，需要考虑诊断有误，补充病理检查，以及早明确诊断。

广泛多发性皮肤色小结节

（丘疹型黏液性水肿；鉴别结节病、麻风病、淋巴瘤）

病例介绍

患者，女性，53岁。

主诉：全身皮肤小疙瘩逐渐发展2年余，有紧绷感。

现病史：2年前，患者发现面部、胸部和四肢皮肤发红，有轻度瘙痒感，持续数周后皮疹没有好转，逐渐出现一些小红疙瘩。以为是过敏，自行服用"开瑞坦（氯雷他定）"等药物，没有效果。而后去当地医院就诊，诊断为湿疹，给予外用"派瑞松软膏"、口服中药（具体不详）等治疗1个月，病情仍在发展，皮疹不断增大，隆起。又在某大城市看病，诊断为环状肉芽肿，给予雷公藤多苷等2个月，依然没有控制病情，不断加重。皮疹没有明显季节性变化。近半年没有继续治疗。近期来我科就诊。发病以来无发热，感觉全身皮肤有紧绷感，上楼或走路快时有心悸、出汗等不适。进食少、大便少。

既往史：有10年高血压病史，治疗后血压控制正常。

个人史：无特殊。

家族史：无类似病症者。

体格检查：一般情况尚可，心率110次/分，心律齐，心音稍弱；双肺呼吸音稍弱；腹部物理检查无异常发现。

皮肤科检查：面部淡红褐色，皮肤肿胀，不平整，融合性结节，表面光滑，触诊硬韧，无压痛。躯干、四肢广泛、弥漫性淡红色及皮肤色小丘疹、结节，部分区域分布密集，皮疹表面光滑，呈半透明状，质地硬韧。浅表淋巴结无肿大，黏膜无明显异常（图 24.1、图 24.2）。

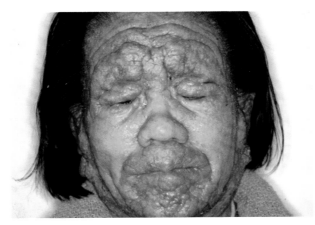

图 24.1　面部多发结节

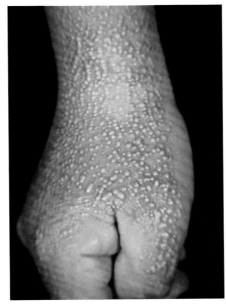

图 24.2　手背多发结节

Q：临床第一印象是什么？

A： 因为主要损害是较光滑的丘疹、融合性结节、斑块，一般首先考虑肉芽肿类疾病，如结节病、麻风病等。结节病的诊断需要组织病理检查确定。而考虑麻风病时需要补充外周神经方面的检查结果，如有无肿大、压痛，有无感觉减退等。

Q：淋巴瘤需要考虑吗？

A： 多发性、光滑结节和斑块类损害确实需要考虑淋巴瘤的可能。但一般淋巴瘤的皮疹颜色多为淡红或暗红色，而不是皮肤色或黄褐色。没有如此一致、均匀分布的结节。随病程进展常有表面坏死或结痂、萎缩等。当然，最终需要组织病理检查支持或排除。

Q：还有哪些疾病需要考虑？

A： 再有需要考虑的是代谢病，即某些物质沉积在皮肤内以及继发性肉芽肿性损害。按照发生情况一般有脂质、淀粉样物质、尿酸和黏蛋白等。其中尿酸容易沉积在关节附近的软组织内，很少像本病例中如此广泛、密集的沉积。播散型黄瘤也可表现为广泛多发小丘疹，但多呈黄褐色或棕红色。而皮肤淀粉样变多见于双小腿、后背上部，为片状、粗糙的褐色丘疹，与本病差别较大。当然，最终要经过病理检查确认。因此需要考虑的是黏蛋白沉积病。

Q：面部这种有些透明的丘疹、结节需要考虑皮肤卟啉症吗？

A： 迟发性皮肤卟啉症可以发生类似的损害，但皮肤卟啉症的关键表现是光毒反应性炎症。主要表现为暴光部位发生红斑、水肿、小丘疹、水疱，并有坏死、结痂。特征性表现是皮肤脆性增加，即由于搔抓遗留了不规则或星状的萎缩性瘢痕。皮疹呈慢性复发性，夏季加重。这些都与本病例不符合。

Q：这样看来，黏液水肿的可能性最大了？

A： 是的，黏液水肿病的皮疹特点是具有蜡样质地的结节和斑块。没有明显炎症，病程逐渐加重。本病例皮疹分布广泛，密集，属于丘疹型黏液水肿或苔藓样型黏液水肿病。

Q：该患者的诊断需要做哪些工作呢？

A：首先需要皮疹活检组织病理检查。该患者病理检查发现真皮中层胶原束间隙增宽，部分胶原纤维束断碎。轻度淋巴细胞浸润（图 24.3）。部分区域成纤维细胞增多，阿申兰染色显示真皮胶原束间有明显蓝色絮状物质沉着（图 24.4）。完全符合黏液水肿的病理表现。

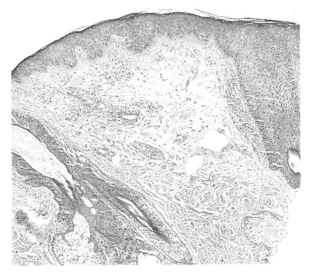

图 24.3　病理检查结果

Q：根据目前的检查结果，是否可以开始治疗？

A：虽然该患者已经确诊，但病情程度判断还不清楚，还需要做一些实验室检查。因为黏液水肿中，黏液样物质不仅沉积在皮肤内，还可沉积在肺组织、心包组织等。本病例临床有心率快，心音稍弱，活动后气短等症状，提示可能有心、肺等系统受累。因此需要做有关辅助检查。该患者行超声心动图检查时，发现患者有心

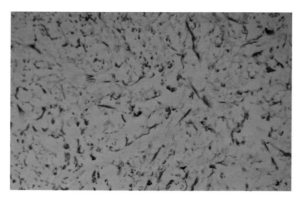

图 24.4　阿申兰染色结果

包增厚，心脏舒张活动受限，并有肺动脉高压。CT 检查显示肺间质增厚，支持黏蛋白沉积。证明本病例为是系统型黏蛋白沉积症。因此预后不好。

Q：此种情况下，治疗会很困难吧？

A：是的，系统型黏液水肿病是一种慢性疾病，原因不明，没有特效治疗手段。该患者诊断后曾使用糖皮质激素口服治疗 3 个月，并没有效果。此后使用环磷酰胺 600mg/w 静脉点滴，2 个月后皮疹有所改善。此后间断使用，但病情没有继续改善。后因心功能衰竭过世。

小结

　　黏液水肿临床少见。其中最常见的是甲状腺相关的黏液水肿。主要发生在双小腿前区域。为肿胀性斑块，不会出现散在小丘疹、结节。而丘疹型黏液水肿主要是泛发型，本病例是典型的病例。还有一些其他亚型，如肢端局限型等。

　　当临床遇到光滑性丘疹、结节时，考虑问题的基本思路是肉芽肿、淋巴组织细胞性疾病以及代谢沉积病。当然，短期内发生的类似皮损，还有其他可能，如皮肤转移癌等。所以，此类问题的确定在很大程度上依赖于组织病理结果。

　　此病治疗困难，特别是有内脏受累，如心、肺受累时预后不良。因此，早期的确诊，适当的治疗处理，可能会缓解病情进展，改善预后。

小腿多发性红色结节

（结节性红斑；鉴别硬红斑、结节性血管炎）

病例介绍

患者，女性，32岁。

主诉：小腿红色皮疹、疼痛1月余。

现病史：1个月前，患者出现嗓子疼，咳嗽，当地诊为感冒，口服"感冒清热冲剂"等1周，症状好转。近1个月小腿出现2～3个红疙瘩，约花生米大小，有疼痛，以为是蚊虫叮咬，没有在意。以后皮疹不断增多、增大，2周来出现下肢关节肿痛，走路时加重。近几天有发热，遂来我科就诊。发病以来进食、大小便均无异常。

既往史：无特殊。

个人史：无特殊。

家族史：无类似病症者。

体格检查：一般情况好，心、肺、腹检查无异常发现。

皮肤科检查：双小腿，胫前为主对称分布的，多发性红色结节，2～4cm大小，局部皮温高，表面光滑，有浸润，压痛明显，边缘不清楚。无溃疡、坏死，无萎缩。左膝关节肿胀，有压痛。黏膜无明显异常。浅表淋巴结无肿大（图25.1）。

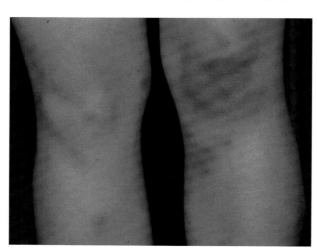

图 25.1　小腿红色结节

Q：临床第一印象是什么？

A：结节性红斑。基本表现为胫前多发性结节，无破溃，多为花生米至鸡蛋黄大小，边界不清楚。这些都符合典型的结节性红斑的表现。

Q：在临床，不少医生认为不容易区分结节性红斑和硬红斑，为什么会这样？

A：主要是对两者的特点没有把握好。硬红斑数目很少，一般 2 ～ 3 处皮疹，为鸡蛋或更大的肿块，病程长很多，常持续数月不消退。愈后常有萎缩。部分发生破溃（图 25.2）。

Q：血管炎类疾病有时与此病相混淆，怎样分析？

A：一般的血管炎，如变应性血管炎等，基本损害为出血、坏死性丘疹及黄豆大小的小结节，不会有数厘米大小的深在性结节。只有一种结节性血管炎与本病近似。结节性血管炎少见，主要是下肢或四肢对称分布的结节，1 ～ 2cm 大小，病程慢性，部分结节坏死、溃疡，可遗留萎缩性瘢痕（图 25.3）。

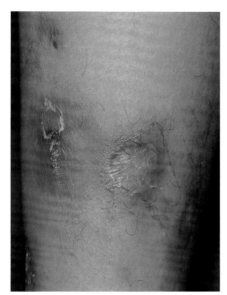

图 25.2　硬红斑

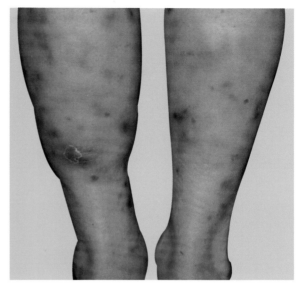

图 25.3　结节性血管炎

Q：确诊的方法是活检组织病理检查吗？

A： 是的，此种脂膜炎类疾病确诊的最直接实验室证据是组织病理检查。该患者活检后病理表现为，表皮基本正常，真皮血管周围轻度淋巴细胞浸润。皮下脂肪小叶间隔淋巴细胞为主浸润，伴有一定数量中性粒细胞及组织细胞浸润，脂肪小叶间隔增宽，未见血管炎表现（图 25.4）。这些符合典型的结节性红斑的组织病理表现。

Q：还有其他可能诊断吗？

A： 临床这些考虑已经可以了。至于其他可能，如结节性多动脉炎、狼疮性脂膜炎、淋巴瘤（图 25.5）、结节病等，一般在活检组织病理检查后可以有相应提示。

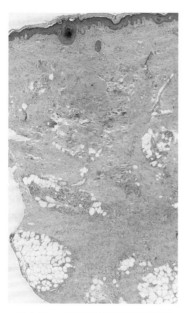

图 25.4　结节性红斑病理表现

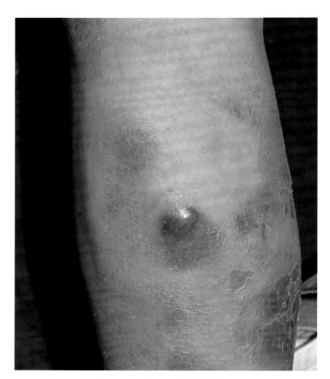

图 25.5　皮肤 T 细胞淋巴瘤

Q：该患者是如何处理的？

A：该病例发病前有上感病史，初次发病，此种结节红斑是对感染的一种反应。一般是自限性的，而且目前没有感染的情况，所以主要对症治疗。患者卧床休息，给予雷公藤多苷 20mg，tid，连续 2 周；洛索洛芬钠片（商品名：乐松），60mg，tid，连续 1 周缓解关节炎症状。经此处理后 2 周皮疹基本消退，关节肿痛基本缓解。此后，随访 2 年余无复发。

小结

　　结节性红斑临床常见，但对此病的认识经常不足。需要明确，结节性红斑不一定是独立的疾病，常是某些疾病的一种体征。如何认定是一过性感染性反应的结节性红斑，还是其他疾病的体征之一呢？这常需要对病程、治疗反应和随访的结果综合分析。如果是季节性偶然发病，1～2个月痊愈，则为经典的结节性红斑。如果是频繁发病，病程迁延不愈，治疗不易控制病情，或停药后很快复发等，则考虑伴有其他疾病，如结缔组织病、结节病等。此时需要做有关的实验室检查。

　　在治疗时，如果患者皮疹或关节肿痛明显，活动困难，或发热等，常短期内给予口服泼尼松15～20mg/d，可快速减轻症状。如果是其他疾病的伴随情况，应以治疗原发性疾病为主，不一定需要单独考虑皮疹的处理。

双上臂结节、萎缩

（狼疮性脂膜炎；鉴别淋巴瘤、外伤性脂膜炎）

病例介绍

患者，女性，34 岁。

主诉：上肢红色皮疹、疼痛 7 年，近 1 年凹陷。

现病史：2 年前无原因双侧上臂红色疙瘩，开始花生米大小，有疼痛，触压时更明显。当地看病，认为是结节性红斑，给予"散结灵""扶他林"等治疗 2 个月疼痛稍好转，但没有控制皮疹，疙瘩仍在增大、增多，有些达鸡蛋黄大小。此后，又外用一些中药膏药和口服中医汤药等还是没有效果。近 1 年来部分皮肤疙瘩发生破溃，逐渐形成了局部凹陷，不过仍有新皮疹出现。再次就医时诊断为硬红斑，给予抗结核药物三联治疗半年余，没有疗效。发病以来没有发热、关节痛、脱发、日光敏感等问题；进食、大小便均无异常。经反复确认，发病前没有局部外伤史。

既往史：小学时有过敏性鼻炎，近几年很少发病。

个人史：无特殊。

家族史：母亲有类风湿性关节炎。父亲有高血压病。

体格检查：一般情况好，心、肺、腹检查无异常发现。

皮肤科检查：双上臂外侧对称分布暗红色结节、肿块，2～4cm 大小，结节融合成手掌大小肿块，不规则，有触痛，浸润明显，质地中等偏硬，边缘较清楚。中央区域有明显凹陷。其他部位无皮疹。黏膜无明显异常。浅表淋巴结无肿大（图 26.1）。

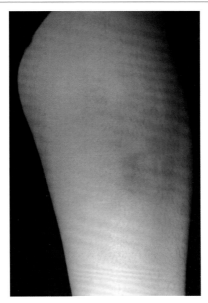

图 26.1 上臂外侧红色结节，伴萎缩

Q：临床首先考虑的是什么？

A：脂膜炎。因为基本损害是深在性结节和肿块，所以首先考虑脂膜炎。但不是结节性红斑，因为后者主要发生在小腿，为境界不清的多发性结节或小肿块，数月内消退，无破溃，无萎缩。

Q：当地诊断硬红斑，但抗结核治疗无效，是耐药还是诊断有误？

A：抛开治疗问题，单就皮疹特点就不符合硬红斑。因为后者主要发生在小腿，虽然也是深在性肿块，但边缘不清楚，常有破溃，这些都与本病例不同。

Q：既然不是上述常见的两种脂膜炎，那是哪种脂膜炎呢？

A：符合上述特点的脂膜炎主要是狼疮性脂膜炎。狼疮性脂膜炎又称深在型红斑狼疮，是皮肤红斑狼疮的一种少见类型。主要分布在面部、上肢及躯干。与盘状红斑狼疮不同，狼疮脂膜炎的损害初期即为深在性结节、肿块，边缘较清楚，有疼痛，随病情逐渐发展。部分表面破溃，后期留有明显萎缩。而没有一般皮肤红斑狼疮的红斑鳞屑性损害。

Q：临床而言，还有其他需要鉴别的吗？

A： 除我们考虑的脂膜炎外，淋巴细胞或组织细胞浸润类疾病也有可能。如边缘带 B 细胞淋巴瘤，某些组织细胞增生症等。但这些单凭临床分析难以鉴别。需要依赖组织病理等检查。

另外，还有一种外伤性脂膜炎，早期也表现为深在性肿块，后期出现明显凹陷性损害（图 26.2）。发病前明确的外伤史是重要鉴别要点。

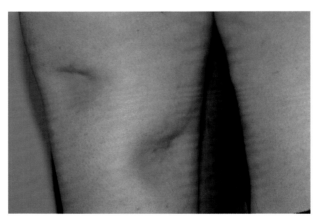

图 26.2　外伤性脂膜炎后期萎缩

Q：上述的分析主要根据临床特点，组织病理表现可以明显鉴别吗？

A： 当然可以。该患者皮疹活检组织病理检查结果显示，表皮无明显基底细胞水肿，真皮浅中层血管周围灶状淋巴细胞浸润。皮下脂肪小叶大片小淋巴细胞为主浸润，没有细胞异形性，伴有碎核和一些浆细胞。部分区域有片状坏死，没有明显血管炎表现（图 26.3）。这些都符合典型的狼疮性脂膜炎表现，所以诊断得以明确。

也排除了淋巴瘤等其他肿瘤性问题。但是，与此病例组织病理表现类似的还有外伤性脂膜炎，当然，此患者病史中已经确认没有外伤，所以也可以排除。

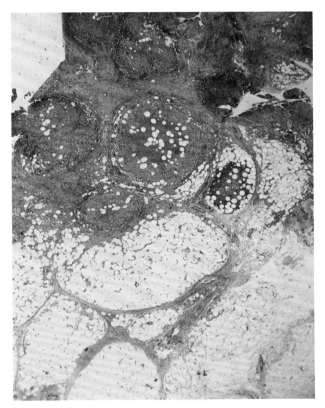

图 26.3　狼疮性脂膜炎的病理表现

Q：该患者是如何处理的？

A：因为考虑为红斑狼疮，所以有关免疫学检查是必需的。该病例 ANA、dsDNA、ENA 阴性；补体、免疫球蛋白正常；红细胞沉降率（ESR）、C 反应蛋白（CRP）、血、尿常规等均正常。证实该患者红斑狼疮没有侵犯内脏。所以不需要过度治疗。采用羟氯喹 300mg/d，连续 1 个月后结节和肿块明显缩小，红斑变淡。再服用 3 个月后，浸润性损害基本消退，但凹陷性损害的程度稍有改善，留有轻度红斑。此后羟氯喹减量为 200mg/d，巩固治疗 3 个月后停药，连续随访半年，病情稳定，皮疹无复发，目前仍在定期随访中。

小结

根据组织病理分类，在小叶性脂膜炎中，除硬红斑外，狼疮性脂膜炎最常见。所以，临床遇到下肢以外部位、慢性、深在性结节和肿块时，狼疮性脂膜炎是一定要考虑的疾病。当然，淋巴瘤或其他肉芽肿或组织细胞增生性疾病也是需要考虑的。对很多不能做组织病理检查的基层医生而言，诊断性治疗是非常实用的一种手段。如口服羟氯喹 1 ~ 2 个月，损害明显缓解，则支持红斑狼疮的诊断，否则需要做其他考虑，或转专科做深入检查。

腹部浸润红斑

（转移癌；鉴别硬斑病、淋巴瘤）

病例介绍

患者，女性，69岁。

主诉：腹部红肿块3个月，有肿胀感。

现病史：3个月前，患者发现腹部皮肤发红，无明显不适。皮疹不消退，并逐渐扩大，隆起，局部有轻度肿胀感。开始按照皮炎处理，自行外用"皮炎平"等药物，效果不明显。而后去当地医院就诊，诊断为硬皮病，口服中药等治疗数周，皮疹仍在发展。近期来我科就诊。发病以来无发热，无消瘦。

既往史：无特殊病史。

个人史：无特殊。

家族史：无类似病症者。

体格检查：一般情况尚可，心、肺、腹物理检查无异常发现。

皮肤科检查：腹部中央区域见一处手掌大的暗红斑块，境界较清楚，表面呈橘皮样，有一些小红丘疹、结节，有浸润，质地硬韧，无压痛。腹股沟浅表淋巴结无肿大（图27.1）。

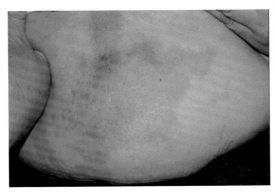

图 27.1 皮肤浸润性斑块

Q：临床第一印象是什么？

A：因为主要损害是浸润性斑块，首先考虑淋巴细胞浸润类（图 27.2）及肉芽肿类疾病，如结节病等。

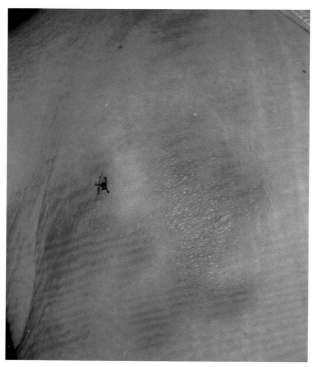

图 27.2　皮肤 T 细胞淋巴瘤

Q：该皮疹临床需要考虑哪种肉芽肿吗？

A：皮疹无坏死、破溃，无疼痛等炎症表现，因此感染性肉芽肿可能性不大。非感染性肉芽肿中，常见的有结节病。但结节病的损害常呈黄红色结节，融合成斑块，质地硬韧，与本病例不太符合。当然，组织病理检查是非常必要的。

Q：还有哪些疾病需要考虑？

A：让我们再仔细检查皮疹，皮损表面毛孔粗大，这说明在皮疹的真皮内有水肿。在临床中，急性水肿主要见于荨麻疹和丹毒，但该病例皮疹持续 3 个多月不消退，无不适，显然可以排除荨麻疹或丹毒。而在慢性水肿中，常见的是慢性淋巴淤滞，少见的是黏液水肿。在黏液水肿中，肿胀性红斑狼疮、硬皮病及局限性黏液水肿相对常见。硬皮病早期为肿胀性斑块，在进展期往往边缘处红肿更明显，充分发展阶段中央区域常有硬化，表面光亮，黄褐色（图 27.3）。而该病例皮疹特点与此有明显不同。

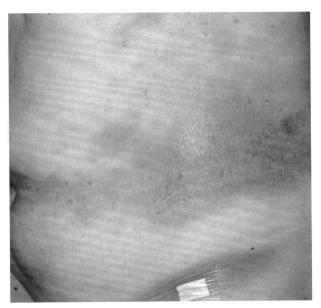

图 27.3　硬皮病

Q：该病例组织病理结如何？

A：组织病理结果出乎意料。表皮大致正常。真皮全层见上皮细胞团块状，细胞核有异形性，部分见管腔结构。部分组织团块在淋巴管内（图 27.4），部分呈短条索状分布于胶原束之间。真皮内散在淋巴细胞浸润。组织病理证实是腺癌皮肤转移。

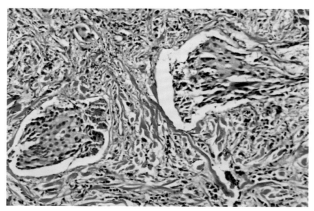

图 27.4　真皮中下层淋巴管内癌栓

Q：组织病理表现如何解释皮疹表现？

A： 淋巴管内的癌栓造成皮肤局部淋巴淤滞，出现局部橘皮样水肿性斑块。真皮内广泛肿瘤的实体性浸润，在临床表现为质地硬韧的浸润性斑块，并且有小结节。真皮内弥漫的淋巴细胞浸润等炎症反应，使皮疹表现为红色斑块。因此，临床病理联系非常紧密。

Q：该患者还需要哪些后续处理？

A： 腹部皮肤转移癌，以消化道或泌尿系统肿瘤更常见。CT 结果显示结肠癌，并有肝转移。不宜手术切除，采用联合化疗。

小结

临床遇到慢性水肿性红斑时，如果是可凹性的，主要是慢性炎症性水肿。如果皮疹质地较硬，浸润明显，则可见于活动期硬皮病、黏液水肿及皮肤转移癌等。炎症明显的硬斑病红斑浸润以皮疹边缘更明显，形成环状隆起性损害。局限性黏液水肿少见，躯干可以出现一种称为网状红斑黏液水肿的疾病，近来认为与肿胀型红斑狼疮有关，部分皮肌炎也可有类似表现。本病例中浸润性水肿性红斑，表面有一些红色结节，与硬病皮、黏液水肿等均不同，所以考虑皮肤转移癌。当然，遇到此类情况，活检组织病理检查是最终获得明确诊断的基本手段。

第四部分

水疱/脓疱性皮肤病

陈喜雪

口腔、全身水疱、明显渗出性糜烂

（副肿瘤性天疱疮；鉴别类天疱疮、多形红斑、重症药疹）

病例介绍

患者，女性，16 岁。

主诉：口腔糜烂 3 个月，全身皮疹 20 天，加重 10 天。

现病史：患者 3 个月前口腔出现水疱，破溃后糜烂伴疼痛。20 天前，躯干、四肢出现丘疱疹伴瘙痒，口唇糜烂，发热 38℃，予泼尼松龙 40mg/d。10 天前，全身皮疹加重，出现水疱、大疱，鼻黏膜、外阴溃烂，眼结膜充血，予泼尼松龙 60mg/d。患者 3 个月内体重下降 5kg。

个人史，家族史：既往体健，否认移植及输血史。否认药物过敏史。否认前驱服药史。

体格检查：一般情况可，体温 37.5℃，心、肺、腹未见异常。

皮肤科检查：全身以躯干、双上肢为主散在水肿性红斑、水疱及大疱，疱液清亮（图 28.1），双手掌轻度角化，口腔黏膜和唇部广泛糜烂，表面黄白色分泌物（图 28.2），鼻及外阴黏膜糜烂，结膜充血。

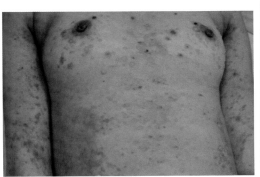

图 28.1 躯干上肢红斑、水疱

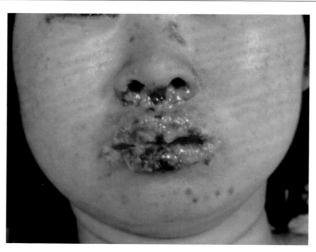

图 28.2　口唇糜烂、分泌物，结痂

Q：此例患者的临床表现可能是哪些原因所致？

　　A：导致严重的黏膜、皮肤水疱和糜烂，临床上主要有三大原因：自身免疫病、重症药疹和急性移植物抗宿主反应（GVHD）。

Q：该病例首先可以排除哪个病因？

　　A：患者既往体健，否认移植及输血史，所以首先可以排除 GVHD 的可能。

Q：患者否认了前驱的服药史和药物过敏史，是否可依此排除药疹的可能？

　　A：重症多形红斑和中毒性大疱性表皮松解症型药疹患者均有严重的黏膜糜烂和皮肤的水疱、大疱、糜烂，通常也伴发热等全身症状。患者无服药史，确诊药物性反应的可能性很小，但还不能完全排除食物中含有药物的可能。不过重症药疹的发病过程往往非常迅速，数天之内即可累及全身，而此患者从口腔糜烂到皮肤大疱病程有 3 个月，所以重症药疹的可能性也比较小。有些渗出倾向明显的多形红斑也无明确服药史，皮损也可以数周或数月的病程，虽然口腔水疱、糜烂往往较重，但皮肤的受累以肢端为主，多数为靶形红斑（图 28.3），系统糖皮质激素治疗后迅速好转，很多患者有自愈倾向，但容易反复发作。

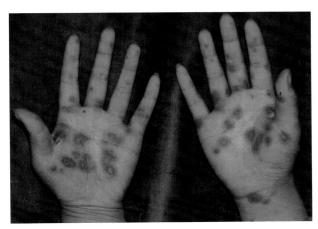

图 28.3　多形性红斑

Q：自身免疫病中有哪些疾病可以导致皮肤、黏膜广泛的水疱、糜烂？

A： 主要有寻常型天疱疮、副肿瘤性天疱疮、大疱性系统性红斑狼疮（SLE）、严重的大疱性类天疱疮和重症的黏膜类天疱疮。

Q：就本病例而言，上述免疫性大疱病中哪些可能性比较小？

A： 大疱性类天疱疮好发于老年人，通常是皮肤损害严重的时候才出现黏膜的损害，很少黏膜首先受累。即使存在黏膜受累，往往也不严重（图 28.4）。所以该患者基本不考虑大疱性类天疱疮。虽然黏膜类天疱疮可引起口腔、眼、生殖器甚至咽部、食管等黏膜的糜烂，但皮肤损害的数量少，往往慢性进展导致局部瘢痕的形成，与本病例的特点不相符。

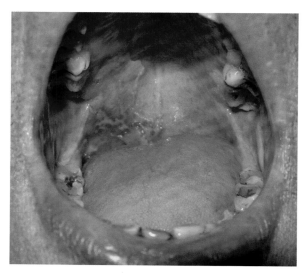

图 28.4　类天疱疮口腔黏膜损害

Q：下一步关键性的检查有哪些？

A：组织病理和自身抗体的检测。

皮肤组织病理：基底细胞层上棘刺松解，基底细胞水肿，真皮乳头少许噬黑色素细胞，真皮浅层淋巴细胞灶状浸润（图 28.5）。鼠膀胱为底物的间接免疫荧光：棘细胞间荧光，滴度 1：640。桥粒芯蛋白 3 抗体 145U/ml。ANA1：160，ENA 和 dsDNA 均阴性。

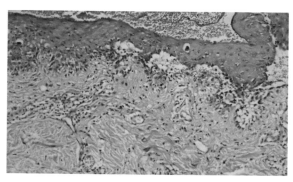

图 28.5　副肿瘤性天疱疮的组织病理表现

Q：该患者为年轻女性，ANA1：160，是否考虑大疱性 SLE ？

A：虽然患者 ANA 阳性，皮肤病理有基底细胞水肿，但大疱性 SLE 的患者一般都是重症的 SLE，ENA 和 dsDNA 往往也都是阳性，并且 SLE 的皮肤病理中没有棘刺松解表现，可以排除 SLE。

Q：患者的皮肤病理可见基底细胞层上的棘刺松解，桥粒芯蛋白 3 抗体阳性，这些是寻常型天疱疮的特点。但该患者还有什么特殊性吗？

A：患者以中等剂量的糖皮质激素治疗无明显效果。病理中除了棘刺松解同时有基底细胞水肿，并且移行上皮为底物的间接免疫荧光阳性，这是副肿瘤性天疱疮的特点。

Q：考虑副肿瘤性天疱疮，下一步最重要的工作是什么？

A：寻找潜在肿瘤，评价肺功能。

Q：腹部增强 CT：左肾后方、脊柱旁软组织肿块影。胸部 CT 正常。肺功能正常。应该如何处理？

A：先改善患者皮肤及身体状况，为外科手术切除肿瘤创造有利条件。于术前第 6 天行第 1 次血浆置换，置换后无新发皮疹，躯干四肢水疱、大疱部分干涸、结痂。随后行手术切除肿物，病理示 Castleman 病，透明血管型。术后服用泼尼松龙 40mg/d，术后第 5 天行第 2 次血浆置换。术后第 5 天双手掌出现甲氧西林耐药金黄色葡萄球菌感染，静脉点滴万古霉素，感染控制。术后 1 个月躯干皮疹全部消退，2 个月时双手足皮疹基本痊愈，3 个月时黏膜部位皮疹基本愈合，泼尼松龙逐渐减量。术后 8 个月，患者皮肤及黏膜皮损均已消退，遗留色素沉着斑，泼尼松龙减至 20mg/d，未出现憋气、喘息等症状，胸部影像学正常。2 年后患者完全停药。

小结

　　副肿瘤性天疱疮是一种少见的自身免疫性大疱性皮肤病。临床以难以治愈的口腔黏膜严重的糜烂、溃疡为特点。皮疹呈多形性，可出现天疱疮样、多形红斑样及扁平苔藓样损害，容易误诊。部分患者可合并闭塞性支气管炎，出现严重的喘憋症状，可导致呼吸衰竭。病理表现为表皮内棘刺松解，基底细胞液化变性，表皮散在坏死角质形成细胞。以大鼠膀胱上皮为底物的间接免疫荧光检查敏感性在 90% 以上，可以将此作为过筛试验。疾病的预后主要取决于潜在肿瘤的性质和肺功能的情况，如果是良性肿瘤并且未出现闭塞性支气管炎，肿瘤切除后患者可痊愈。如果有细支气管受累，或者伴发恶性肿瘤者，预后不良。

老年人全身大疱，干燥性糜烂面

（类天疱疮；鉴别天疱疮、获得性大疱表皮松解症）

病例介绍

患者，男性，80岁。

主诉：躯干四肢红斑、水疱、大疱伴瘙痒1个月余。

现病史：患者50天前四肢开始出现水肿性红斑，瘙痒明显，外用糠酸莫米松软膏后可部分消退。但不断有新发皮疹，并发展到躯干。1个月前，部分红斑基础上开始出现水疱，近1周开始出现大疱。

个人史：高血压30年，10年前脑梗死。否认药物过敏史。

家族史：无特殊。

体格检查：半卧位，左侧肢体活动不便。血压130/85mmHg。肺部听诊呼吸音较粗，无干、湿啰音。心、腹物理检查无异常发现。

皮肤科检查：躯干及四肢内侧为主，散在、对称分布多数水肿性红斑、水疱、大疱、血疱，疱壁紧张，尼氏征（—）。部分糜烂，表面渗出不明显，并有结痂（图29.1）。口腔黏膜无损害。

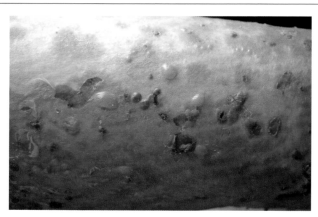

图 29.1   多数水肿性红斑、大疱、血疱

Q：根据临床资料应考虑哪些疾病？

A： 虽然早期的瘙痒性红斑容易考虑过敏性的疾病，但后期出现的多数水疱、大疱，加之患者为老年人，所以首先考虑大疱性类天疱疮。但还有两种也好发于老年人的自身免疫性大疱病，即泛发性获得性大疱表皮松解症和疱疹样天疱疮需要排除。

Q：具体如何鉴别？

A： 疱疹样天疱疮虽然可以出现红斑基础上紧张的水疱伴瘙痒，但是往往以小水疱为主，并且常呈环形或半环形排列（图 29.2），与该病例的皮疹有所不同。获得性大疱表皮松解症通常易出现在摩擦位置，如肢端或关节处等出现水疱、糜烂，并且愈合后留萎缩性瘢痕，但是如果是比较特殊的泛发型，受累部位不局限，不易与类天疱疮鉴别。

Q：哪些进一步的检查有助于鉴别诊断？

A： 皮肤病理和有关免疫学检查。

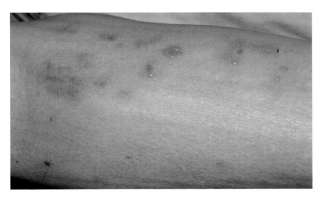

图 29.2　疱疹样天疱疮

皮肤病理：表皮下疱，真皮乳头水肿，真皮浅层多数嗜酸性粒细胞浸润（图 29.3）。盐裂皮肤的直接免疫荧光：表皮侧 IgG 线状沉积。BP180 抗体 90U/ml（正常 <9U/ml）。

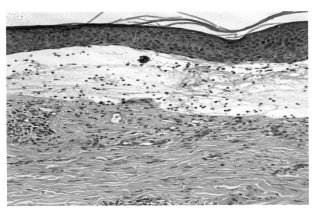

图 29.3　类天疱疮病理表现

Q：目前可以确诊吗？

A： 病理表现为表皮下疱，可排除疱疹样天疱疮。真皮内大量的嗜酸性粒细胞提示了类天疱疮的诊断，BP180 抗体的阳性则进一步确定了诊断。直接免疫荧光，类天疱疮和获得性大疱表皮松解症都可出现基底膜带的 IgG 线状沉积，如果以盐裂皮肤为底物，表皮侧阳性是类天疱疮，真皮侧阳性是获得性大疱表皮松解症。因此，该患者也排除了获得性大疱表皮松解症。可以确诊为类天疱疮。

Q：该患者是如何治疗的？

A： 米诺环素 50mg tid，烟酰胺 500mg tid，醋酸泼尼松龙 30mg/d。3 天后无新出皮疹出现，瘙痒缓解，1 周后皮疹完全干涸，3 周后完全脱痂，遂开始逐渐减药，2 年半后完全停药。

小结

　　大疱性类天疱疮的皮疹特征是水疱大疱，疱壁紧张不易破，破溃后糜烂面的渗出不严重，而且较易结痂。此病好发于老年人，尤其是已有神经系统疾患，如脑血栓等的老年人。这类人群还常合并糖尿病、高血压、心脑血管疾病、骨质疏松等。此时系统大剂量糖皮质激素治疗的风险较大。米诺环素和烟酰胺都有抑制中性粒细胞和嗜酸性粒细胞趋化的作用，用于类天疱疮的治疗可以替代或减少糖皮质激素的治疗，从而大大地降低了治疗风险，但长期使用需注意和预防患者肝、肾功能损害等情况。

　　对水肿性红斑明显者，皮损处外用糖皮质激素制剂，不仅可以起到不同程度的治疗作用，还可减少系统糖皮质激素用量。

病　例 **30**

局限性水疱、大疱

（接触性皮炎；鉴别急性湿疹、局限性类天疱疮、固定性药疹、昏迷性水疱、
物理性水疱、糖尿病性水疱）

病例介绍

患者，女性，34 岁。

主诉：双足水疱、大疱伴痒 3 天。

现病史：患者 3 天前从双足跖开始出现红斑瘙痒，继而出现水疱并发展至足面，1 天来出现 10 个大疱，不易破溃，瘙痒加剧，不伴疼痛。自发病以来无发热等全身症状。

个人史：既往体健，否认过敏史。

家族史：无特殊。

体格检查：一般情况好，心、肺、腹物理检查未见异常。

皮肤科检查：双足跖、足面水肿性红斑、散在 2～3mm 丘疱疹、十余个 1～3cm 大小的大疱、血疱，疱壁紧张（图 30.1）。

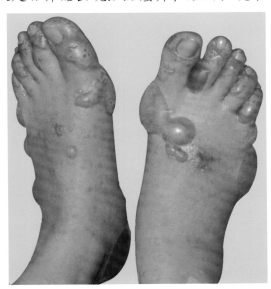

图 30.1　多数大疱

Q：哪些情况可以引起局部皮肤出现水疱、大疱？

A： 首先需要考虑到某些因素的局部作用，如变态反应性接触性皮炎、物理性皮炎（如摩擦性、烫伤、紫外线等）、化学灼烧、虫咬反应、局部感染（如丹毒）。其实还有不少系统的因素仅导致局部的水疱大疱，如药物因素（固定性药疹）、自身免疫病（局限性类天疱疮）、遗传因素（单纯型大疱性表皮松解症）、糖尿病大疱、昏迷性大疱等。

Q：如此之多的诱因，临床上如何梳理？

A： 大多数诱因都可以通过询问病史加以排除。

Q：根据目前的资料，首先可以排除哪些疾病？

A： 患者年龄 34 岁，病程仅 3 天，首先可以排除遗传性疱病。如果是感染性的大疱，局部皮肤应有明显的肿胀、疼痛，但患者皮疹剧烈瘙痒且不伴发热和疼痛，也可排除。昏迷大疱的皮损位置位于昏迷时受压部位，很少在双足面出现皮损，加之患者之前无昏迷史，也可排除。固定性药疹的大疱都是发生在紫红色的水肿红斑的中心（图30.2），多为单发，只有反复多次服药才会有多个皮损，所以可能性也不大。虫咬反应可以出现水疱大疱，但一般为单个皮损或散在分布，无融合倾向。糖尿病大疱一般不痒，而且在正常皮肤上出现无明显炎症反应，基本可以排除。

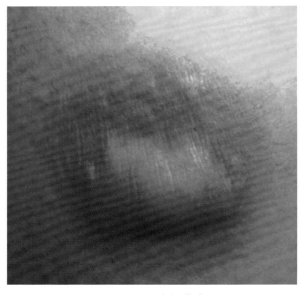

图 30.2   固定性药疹

Q：病史中还应补充哪些资料有助于鉴别诊断？

A：追问有关病史，患者否认局部的特殊理化接触，出疹前未过度行走摩擦，否认糖尿病史、否认前驱服药史。出疹前 2 天曾用活血的中药泡脚。

Q：这些病史对诊断和鉴别的意义何在？

A：可以排除上述相关因素的疾病。但尚不能排除类天疱疮的可能。类天疱疮的基本损害即为紧张的水疱大疱伴瘙痒，也可数天内发病，虽然大多数类天疱疮的皮损分布广泛，但在疾病早期或局限性的类天疱疮则可能仅位于某个区域。

Q：哪些化验检查有助于鉴别？

A：检查组织病理结果：表皮明显海绵水肿，表皮内疱，真皮浅层淋巴细胞、嗜酸性粒细胞浸润（图 30.3）。直接免疫荧光阴性。

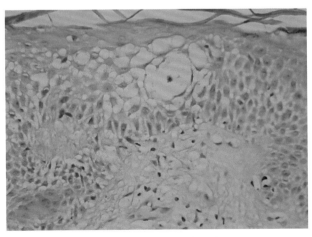

图 30.3　接触性皮炎病理表现

Q：组织病理符合急性湿疹的表现，临床皮疹对称分布，不能诊断急性湿疹吗？

A：足部的急性湿疹确实可以出现大疱性损害，但该患者病程只有 3 天，损害主要为大疱，没有小丘疹、水疱。尽管对称分布，也不能诊断为湿疹。对发病突然，特别是前期有接触中药的情况，应当诊断为急性接触性皮炎。

Q：此种情况如何处理？

A：嘱患者停止外用之前的中药制剂，抽吸疱液后，3% 硼酸溶液冷湿敷局部，肌内注射倍他米松（商品名：得宝松）1ml。3 天后水疱基本干涸，停用硼酸湿敷，改用曲安奈德益康唑（商品名：派瑞松）外用 2 周，皮疹痊愈。

小结

引起局部水疱大疱的原因很多，详尽的病史询问对疾病的诊断意义重大。如果水疱大疱发生在肢端，尤其是掌跖部位，由于角质层很厚，即使是表皮内的水疱也不易破溃，容易形成疱壁紧张的水疱大疱，容易被误以为是表皮下的水疱病。通过病理检查可以很好地区分。

多发性弧形排列红斑和水疱

（疱性红斑狼疮；鉴别线状 IgA 大疱性皮病、类天疱疮、疱疹样皮炎、
疱疹样天疱疮）

病例介绍

患者，女性，24 岁。

主诉：面颈部、肩部水疱 2 个月伴轻痒。

现病史：患者 2 个月前无明显诱因在面颈部、肩部出现呈环形排列的水疱，逐渐增多，自述水疱易破，伴轻痒。2 周前口腔黏膜出现糜烂。

既往体健，否认药物过敏史。

家族史无特殊。

体格检查：一般情况好，心、肺、腹物理检查无异常发现。

皮肤科检查：右侧额部、口唇、颈部及右肩部可见水疱，米粒至绿豆大小，张力性，疱壁薄，呈环形排列，尼氏征（—）（图 31.1）。水疱部分发生在正常皮肤上，部分基底红肿。上唇上部可见糜烂、结痂。口腔黏膜可见多片糜烂面。

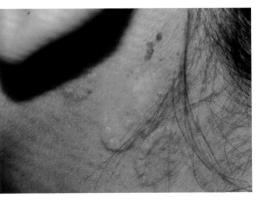

图 31.1　环状排列的水疱

Q：多发的环形、半环形的红斑水疱是非常有特征性的皮损，有哪些疾病可以出现这样的情况呢？

A：如果是儿童，最常见的是线状 IgA 大疱性皮病；如果是老年人，首先考虑的是类天疱疮。疱疹样皮炎、疱疹样天疱疮和疱性红斑狼疮也可以出现类似损害。

Q：皮疹结合病史后，上述考虑的疾病有哪些取舍？

A：疱疹样皮炎的皮疹主要集中在四肢的伸侧及腰骶部位（图 31.2），并伴有剧

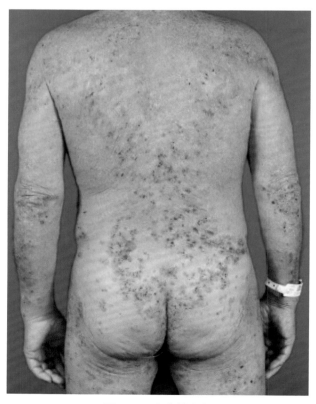

图 31.2　疱疹样皮炎

烈瘙痒，所以基本不考虑，但需询问是否存在食面粉类食物的腹泻史。

Q：患者的发病年龄是否有助于判断？

A： 患者为青年女性，是红斑狼疮的好发年龄；线状 IgA 大疱性皮病好发于儿童；类天疱疮和疱疹样天疱疮好发于老年人。但是这些疾病是可以发生在任何年龄阶段的，不能以此作为排除诊断的依据。

Q：病史上还应有哪些补充？

A： 患者否认谷胶过敏，否认发热、关节痛、光过敏、口腔溃疡、脱发等。

Q：该患者需要做哪些实验室检查？

A： 这些疾病都属于自身免疫病，首先应当进行组织病理和免疫学检查。

组织病理：表皮下疱，真皮乳头及中层血管、毛囊周围中性粒细胞为主浸润伴淋巴细胞（图 31.3、图 31.4）。直接免疫荧光：基底膜带 IgA、IgG 呈线状沉积。

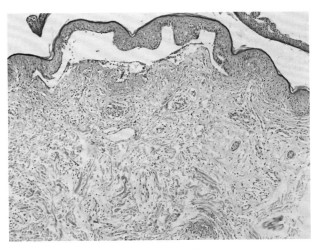

图 31.3　表皮下水疱

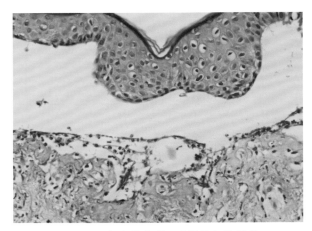

图 31.4　真皮乳头明显中性粒细胞聚集

Q：这样的组织病理结果如何分析？

A：因为是表皮下疱，可以排除疱疹样天疱疮。线状 IgA 大疱性皮病、类天疱疮和疱性红斑狼疮都是表皮下水疱。类天疱疮的浸润细胞主要是嗜酸性粒细胞，虽然部分患者的真皮中可以见到中性粒细胞，但往往同时伴有嗜酸性粒细胞，所以类天疱疮的可能性不大。

Q：基底膜带有 IgA 呈线状沉积，是否可以诊断线状 IgA 大疱性皮病？

A：表皮下疱，真皮乳头嗜中性粒细胞为主浸润，直接免疫荧光基底膜带 IgA 线状沉积，这些都符合线状 IgA 大疱性皮病的特点。但该患者同时有基底膜带 IgG 线状沉积，这在线状 IgA 大疱性皮病中是不会出现的。重温皮肤病理切片，发现患者的真皮中下层的胶原间有黏蛋白的沉积，加之患者的发病年龄和性别，需要考虑红斑狼疮的可能。

Q：应补充哪些化验？

A：疱性红斑狼疮大多数情况是系统性红斑狼疮（SLE）的一种表现，所以下一步的重点是 SLE 的相关指标及可能受累脏器的检查。

结果发现，外周血 WBC2.9×10⁹/L，Hb114g/L（116～155g/L）（注：本段文字括号内为正常值）。ALT 33IU/L，AST 55IU/L，白蛋白 24.6g/L。尿常规：尿蛋白（++++），24 小时尿蛋白 4.03g。ESR 112mm/1h。ANA 1∶32000，ds-DNA 抗体 1∶100，抗nRNP 抗体阳性，Sm 抗体阳性，抗心磷脂抗体 114.0RU/ml（<12.0RU/ml）。血清免疫球蛋白 IgG 34.3g/L（7.23～16.85g/L），IgA 6.25g/L（0.69～3.82g/L），IgM 6.04g/L（0.63～2.77g/L），补体 C₃ 0.26 g/L（0.6～1.5g/L），C₄ 0.10g/L（0.12～0.36g/L）。类风湿因子（RF）1310U/ml（<30U/ml）。腰穿示脑脊液 ANA 阳性（1∶32，颗粒型），抗 dsDNA 抗体阳性（1∶10）。头颅 MRI 示双侧额叶散在缺血灶，肾脏病理示局灶性增生性狼疮性肾炎。完全符合系统性红斑狼疮的诊断。皮肤科诊断为大疱性红斑狼疮。

Q：下一步如何治疗？

A：患者收入肾内科，给予糖皮质激素、环磷酰胺的冲击治疗和羟氯喹治疗。渐无新发水疱，原有水疱渐干涸、结痂，各项化验指标好转。长期肾内科随诊。

小结

环形或半环形排列的红斑水疱是非常有趣的一种特征性皮损，可考虑的疾病数量并不多。通过发病年龄、皮损部位、瘙痒程度、组织病理、免疫荧光等基本可以确诊，有时还需要询问或检查是否合并其他脏器的异常。虽然皮损以水疱为主的 SLE 临床上少见，但此患者的线索是皮损病理中中性粒细胞浸润范围较深，伴黏蛋白沉积；直接免疫荧光检查基底膜带有多抗体沉积，这是常见的大疱性皮肤病不能解释的，进而提示医生考虑红斑狼疮的可能。

反复躯干多发性小脓疱

（脓疱性银屑病；鉴别急性泛发性发疹性脓疱病、疱疹样脓疱病、
角层下脓疱病、IgA 天疱疮）

病例介绍

患者，女性，29 岁。

主诉：躯干四肢反复红斑脓疱 2 年。近一周加重。

现病史：患者 2 年前上呼吸道感染后躯干出现大片红斑，表面多数小脓疱，有灼痛感。同时伴发热。服用抗生素及外用糖皮质激素数周后基本缓解。2 年来，有数次类似的发病。1 周前躯干、四肢突然出现类似的皮疹，面积较前更广泛，体温 39℃，服用阿奇霉素 4 天皮疹无明显好转。自诉近 1 月来工作繁忙，情绪紧张。否认服药史。

个人史：无特殊，否认药物过敏史。

家族史：母亲有银屑病史。

体格检查：T38.5℃，系统检查无特殊。

皮肤科检查：躯干、四肢广泛分布红斑片，部分呈环形，中央消退，有活动边缘。红斑表面针尖至米粒大小的密集脓疱，部分融合成脓湖。部分红斑表面黄色痂屑（图 32.1）。大部分甲板增厚色黄，表面凸凹不平。黏膜无损害。

血常规：WBC 16×10^9/L，中性粒细胞 85%。

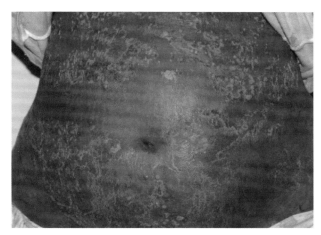

图 32.1　躯干广泛暗红斑片，伴小脓疱，黄痂

Q：皮肤出现多发红斑脓疱的疾病种类较多，应如何排查？

A：首先应确定脓疱的性质，是感染性的脓疱还是无菌性脓疱。虽然此例患者慢性反复发作的病程，感染性脓疱的可能性不大，但还是需要进行脓疱内脓液的细菌培养。

Q：无菌性脓疱病从脓液的性质是否可以有所区分？

A：无菌性脓疱中的脓液是由炎症细胞聚集形成的，可以将脓液涂片进行 HE 染色，观察炎症细胞是中性粒细胞还是嗜酸性粒细胞。由嗜酸性粒细胞聚集形成脓疱的疾病不多，包括增殖性天疱疮、色素失禁症、嗜酸性脓疱性毛囊炎。

Q：患者脓液培养阴性，脓液涂片见大量中性粒细胞。此时需要如何考虑？

A：脓疱性银屑病、急性泛发性发疹性脓疱病、疱疹样脓疱病、汞皮炎、角层下脓疱病、IgA 天疱疮都具有这些特点。

Q：皮疹结合病史后，上述考虑的疾病有哪些取舍？

A： 急性泛发性发疹性脓疱病由药物引起，患者无服药史，而且 2 年来反复发作，基本可以排除。皮肤接触汞制剂后可以出现红斑基础上的多数水疱和脓疱，日常的生活和工作中很难有接触汞剂的机会，最常见的是体温表打碎后发生的意外接触，但发病急性过程，不应在 2 年中反复发作，所以基本不考虑，但可询问患者是否存在接触汞剂的机会。角层下脓疱病和 IgA 天疱疮是慢性发病过程，但一般状况好，不伴高热等全身症状，皮损好发于间擦部位，多为红斑或正常皮肤上松弛性水疱或脓疱，甚至可以看到疱内脓液坠积形成的半月征（图 32.2），这与本病例不符合，可以通过病理和直接免疫荧光进一步排除。

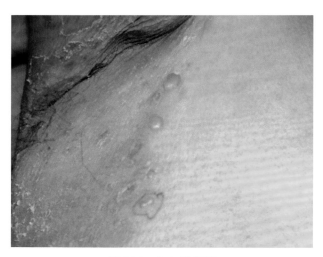

图 32.2　IgA 天疱疮

Q：还需要做哪些检查？

A： 脓疱性银屑病和疱疹样脓疱病无论从皮疹表现、全身症状和组织病理上都很难区别。但疱疹样脓疱病常常与妊娠相关，并且常伴低钙血症。患者为育龄期妇女，应确认是否怀孕，并做血生化检查。

Q：患者述月经规律，尿妊娠试验（一），电解质正常，血钙 2.34mmol/L。如何诊断？

A：虽然患者没有银屑病病史，但根据以上分析，加之其母亲患"银屑病"，应当临床诊断为泛发性脓疱型银屑病。

Q：此病例是如何治疗的？

A：嘱患者休息，口服米诺环素 100mg bid，外用糖皮质激素乳膏，2 周后皮疹明显消退，米诺环素减为 50mg tid。以后逐渐减量，约 3 个月后停药。

小结

脓疱型银屑病是银屑病的一种类型，部分患者有寻常型银屑病病史，也有患者直接发病。常由于感染、劳累、系统糖皮质激素或免疫抑制剂治疗过程中突然减量、停药等诱发。目前的一线治疗药物是阿维 A，但本例患者有妊娠的计划，所以选择了可以抑制中性粒细胞的米诺环素治疗。

第五部分

水肿性红斑性皮肤病

陈喜雪

全身风团样皮疹

（药物性荨麻疹；鉴别普通荨麻疹、感染性荨麻疹、多形性红斑）

病例介绍

患者，女性，35岁。

主诉：全身皮疹伴痒3天。

现病史：3天前，患者躯干、四肢、面部突然出现多数水肿性红色皮疹，瘙痒明显，第二天皮疹继续增多，体温38.5℃，但无憋气、腹痛、腹泻、头晕等症状。第三天部分皮疹消退，局部皮肤颜色加深，但又出现多数新疹。患者2周前因外伤曾注射破伤风抗毒血清。

个人史：既往体健，否认药物过敏史。

家族史：无特殊。

体格检查：一般情况可，体温38℃，血压125/85mmHg，心率95次/分，律齐。

皮肤科检查：全身广泛、多数水肿性红斑，大小不一，皮损表面光滑，无水疱、无鳞屑、无结痂。部分皮疹表面呈橘皮样外观；有些区域皮肤淡褐色（图33.1）。

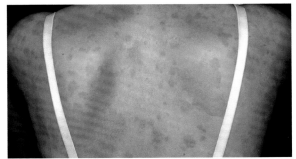

图33.1　大小不一水肿性红斑

Q：突发的全身水肿性红色皮疹伴发热是皮肤科门诊，尤其是急诊常遇到的情况，应首先了解哪些情况？

A：首先了解患者的一般情况，生命体征，是否存在憋气或低血压状态等。再了解患者的体温。如果生命体征等平稳，则仔细辨识水肿性的红色皮疹是水肿性红斑还是风团。

Q：此时有哪些疾病可以考虑？

A：荨麻疹和多形红斑。

Q：根据该患者的体检和皮疹的变化过程，首先考虑哪种疾病？

A：患者的皮疹可自行消退，部分表面的橘皮样外观说明真皮的胶原间有水肿，这些都是风团的特性。多形红斑的皮损中心损害颜色较深，形成靶形损害、水疱、坏死等（图 33.2）。所以首先考虑急性荨麻疹。

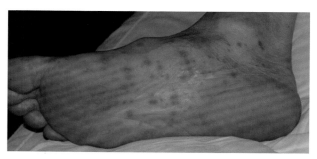

图 33.2　多形性红斑

Q：是否可以按照急性荨麻疹处理了？

A：临床上仅仅诊断荨麻疹是不够的，因为风团只是一种反应性的体征，不同原因引起的荨麻疹严重程度、病程、对治疗反应及预后等都不尽相同，因此更重要的是对疾病分型并寻找可能的原因。

Q：不同的原因引起的风团有什么不同？

A： 如果是食物、花粉等引起的普通的荨麻疹风团往往在 24 小时内自行消退，消退后皮肤无痕迹，患者一般状况好，不伴发热。如果风团持续时间长，消退后留有色素沉着，尤其是伴发热、关节痛、淋巴结大等全身症状时要考虑特殊的原因，急性发病的最常见的原因是药物因素和感染。该患者应该考虑特殊原因的急性荨麻疹。

Q：如何区分到底是药物因素还是感染因素呢？

A： 患者前期用药史和过敏史是非常重要的。但即使前期曾使用可疑的药物也不能排除感染的因素。所以排查患者的感染指征非常重要。可先检测血常规和 C 反应蛋白（CRP）。

Q：血常规 WBC 10.8×10^9/L，中性粒细胞（NE）70%，嗜酸性粒细胞（EO）7%。CRP 正常。白细胞轻微升高，需要考虑感染因素吗？

A： 药物因素也可造成外周血白细胞轻度上升，但如果是感染所致会有明显的血中性粒细胞升高和核左移，CRP 也会升高。该患者无论体检还是化验均无明显的感染证据，患者发病前 2 周使用的破伤风抗毒素是非常容易引起药疹的血清制剂，而且其所致的药疹通常都是风团样的损害，所以这例患者最终诊断药物性荨麻疹，破伤风抗毒素引起。

Q：该患者是如何治疗的？

A： 告之患者致病的原因，嘱患者多饮水。给予泼尼松 40mg/d 连续 3 天，皮疹明显好转，体温正常，遂减至 30mg/d 再 3 天，皮疹完全消退，此后再经泼尼松 20mg/d 3 天，10mg/d 3 天后停药，此后患者痊愈，无复发。

小结

临床遇到急性发作的风团样损害，诊断荨麻疹不难，重点是在较短的时间内判断荨麻疹的原因。风团的变化特点、服药史和感染指标的筛查是关键。

病 例 34

躯干多发性水肿性红斑

（荨麻疹样血管炎；鉴别普通荨麻疹、类天疱疮、多形红斑、嗜酸细胞增多性皮炎）

病例介绍

患者，女性，47 岁。

主诉：全身反复红色皮疹伴痒痛 3 月余。

现病史：患者 3 个月前无明显诱因躯干部出现红色皮疹，高出皮面，伴瘙痒及刺痛，皮疹 2～3 天可自行消退，局部皮肤留淡褐色印迹。皮疹反复发作，时轻时重，皮疹严重时可累及躯干、四肢，时有低热和关节痛。曾服用多种抗过敏药物 3 周，无明显疗效。

个人史：慢性浅表性胃炎多年。否认过敏史，否认前驱服药史。

家族史：母亲类风湿关节炎，父亲肺癌去世。

体格检查：一般情况可，体温 37.5℃，心、肺、腹物理检查无异常发现。

皮肤科检查：躯干、四肢较散在水肿性红斑及风团样损害，表面光滑，无糜烂、结痂、鳞屑。部分区域淡褐色斑疹或斑片（图 34.1）。

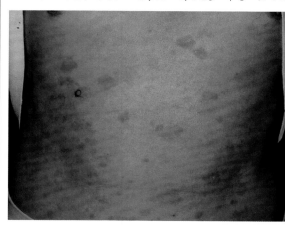

图 34.1　躯干散在水肿性红斑

Q：根据临床皮疹及病史，哪些疾病需要考虑？

A：这种反复发作的水肿性红斑或风团，最常见的疾病是慢性荨麻疹。其他如荨麻疹性血管炎、嗜酸细胞增多性皮炎、部分早期的类天疱疮和多形红斑也可有类似表现。

Q：可以首先排除哪些疾病呢？

A：普通的慢性荨麻疹，风团时起时消，但是单一风团的持续时间一般不超过24 小时，并且消退后不留痕迹。本患者风团数日不消退，可以排除此病。

Q：其他几种疾病中哪种可能性最大？

A：类天疱疮和嗜酸细胞增多性皮炎往往伴有明显的瘙痒而没有灼痛感。多形红斑和荨麻疹性血管炎都可以伴随瘙痒和灼痛。多形红斑的皮损虽然是水肿性红斑，但红斑中心水肿的程度比周边明显，3 个月的病程，应该可以观察到典型的靶形损害，而且多形红斑的皮损很难 2 ～ 3 天自行消退，往往需要更长的时间。所以从临床考虑，荨麻疹性血管炎的可能性最大。

Q：什么检查对于这几个疾病的鉴别诊断最有意义？

A：皮肤的组织病理检查。患者的组织病理结果显示：表皮大致正常，真皮浅层血管周围灶状浸润的中性粒细胞及碎核和嗜酸性粒细胞。血管壁未见异常（图34.2 ）。

Q：如何分析此病理表现？

A：表皮没有坏死和界面的改变即可排除多形红斑。嗜酸细胞增多性皮炎的真皮中可见多数的嗜酸性粒细胞，但不应出现中性粒细胞及碎核，也可以排除。虽然类天疱疮的病理改变是以真皮内大量嗜酸性粒细胞为特点，且某些早期类天疱疮的真皮内可以出现中性粒细胞，但即使没有出现水疱的类天疱疮，病理中还是能够出

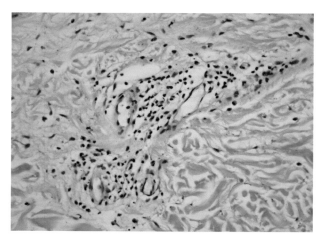

图 34.2   荨麻疹样血管炎的病理表现

现基底细胞水肿和真皮乳头的水肿，否则一般不考虑类天疱疮。因此，与该患者病理改变最相符的是荨麻疹性血管炎。

Q：还有哪些临床资料有助于鉴别荨麻疹性血管炎和类天疱疮？

A：患者在皮疹严重时还可伴有关节痛等症状，这也与类天疱疮不符。

Q：确诊荨麻疹性血管炎后，还需要补充哪些检查呢？

A：此病除了皮疹以外，还可能有其他脏器的受累，如关节、消化道、呼吸道及肾。虽然大多数患者的皮损是非特异的，但仍有部分患者的皮损是潜在疾病的表现，如自身免疫病和病毒感染。应针对这些进行排查。

该患者外周血 WBC 10.4×10^9/L，NE 75%，EO 4%。ESR 30mm/h。尿常规、ANA 谱、补体、类风湿因子（RF）、肝炎病毒等均正常。

Q：该患者是如何治疗的？

A：咪唑斯汀口服，雷公藤多苷 20mg tid，服用 1 个月，患者症状部分减轻，停用抗组胺药改用泼尼松 20mg/d，数天后皮疹完全消退，持续治疗 2 周后缓慢交替减少泼尼松和雷公藤多苷用量，3 个月后痊愈，停药半年后无复发，仍在随访中。

小结

　　荨麻疹性血管炎的特点是皮疹像慢性荨麻疹，病理是轻度白细胞碎裂性血管炎。常合并一些系统症状，如关节痛、腹痛、蛋白尿、血尿，有些患者有补体下降。并且少数患者的皮疹是结缔组织病、肝炎、莱姆病等的表现之一。所以临床考虑此病后，必须做相应的系统检查。荨麻疹性血管炎的治疗方法缺乏高质量的循证医学证据，许多对中性粒细胞有抑制作用的药物，如氨苯砜、秋水仙碱、沙利度胺等可用于本病的治疗。对顽固者，可以尝试一些免疫抑制剂。大多数患者对系统糖皮质激素的治疗反应较好，但需要注意有关不良反应。

躯干、上肢水肿性红斑

（嗜酸细胞增多性皮炎；鉴别类天疱疮、荨麻疹样血管炎）

病例介绍

患者，女性，69 岁。

主诉：胸背腹部红斑、瘙痒 3 个月，逐渐发展至上肢。

现病史：3 个月前，患者感觉前胸瘙痒，发现局部红色皮疹，高出皮肤。1 周后皮疹加重、扩大、增多，发展到后背、腹部，到当地医院就医，诊断为皮肤过敏，给予氯雷他定等口服，1 周，没有效果。皮疹继续加重，累及上肢。皮疹时轻时重，但不能完全消退。自行外用"皮炎平"等药物，效果不明显。后又口服中药等治疗数周，皮疹仍在发展。发病以来无发热，无消瘦。

既往史：无特殊病史。

个人史：曾有过敏性鼻炎，近期无发病。

家族史：无类似病症者。

体格检查：一般情况尚可，心、肺、腹物理检查无异常发现。

皮肤科检查：躯干、双上肢为主广泛、对称分布的大片水肿性红斑块，充血性，边缘不规则，境界较清楚，周围一些水肿性丘疹。表面无鳞屑，无水疱，稍有浸润感。无压痛。全身浅表淋巴结无肿大（图 35.1、图 35.2、图 35.3）。

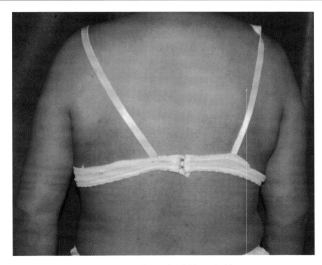

图 35.1　躯干水肿性红斑块

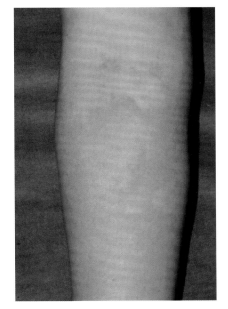

图 35.2　左上肢水肿性红斑块

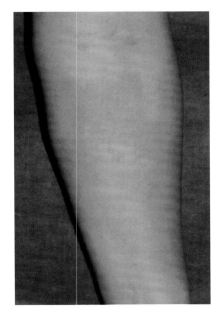

图 35.3　右上肢水肿性红斑块

Q：根据临床表现，临床需要考虑的诊断有哪些？

A： 因为主要损害是慢性水肿性斑块，首先考虑荨麻疹样血管炎、特殊类型慢性荨麻疹、类天疱疮等。

Q：临床如何分析这些诊断？

A： 荨麻疹样血管炎，多为多发性小风团样皮疹，或局限性水肿性斑块（图35.4），很少出现如此广泛、大片的水肿性斑块，而且此红斑数月不消退，因而此病可能性不大。同理，某些特殊类型慢性荨麻疹，如自身免疫相关的荨麻疹，也不会出现大片状皮疹或长期不消退，亦不予考虑。类天疱疮在早期多出现水肿性红斑，部分可以减轻或消退，但经过3个月仍然没有发展成水疱及大疱的情况很少见，因而此病的可能性较小。

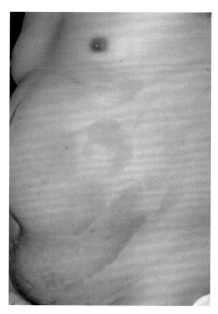

图 35.4　荨麻疹样血管炎

Q：还有其他疾病需要考虑吗？

A：既然上述几种候选疾病的诊断被排除，目前需要考虑的是嗜酸细胞增多性皮炎。尽管嗜酸细胞增多性皮炎可以有多种皮疹表现，但最常见的是红色水肿性丘疹及斑块，可以融合成大片状，皮疹迁延慢性，瘙痒明显，与本病例的主要特点非常契合。

Q：该病例确诊需要何种实验室检查支持？

A：组织病理检查是最直接的检查。活检病理显示表皮大致正常，真皮浅中层血管周围明显嗜酸性粒细胞及淋巴细胞浸润，浅中层水肿，胶原束间可见嗜酸性粒细胞浸润（图 35.5）。

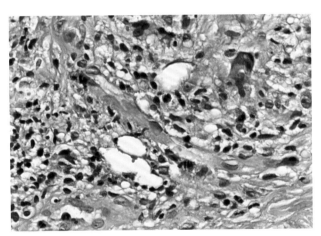

图 35.5　嗜酸细胞增多性皮炎的组织病理

Q：组织病理结果支持临床诊断，还需要做其他检查吗？

A：嗜酸细胞增多性皮炎是一个症状性诊断，寻找嗜酸性粒细胞增多的原因及其是否累及内脏则更加重要。常见因素有过敏因素、免疫紊乱、寄生虫等感染、某些肿瘤因素等。因此需要完善血常规、内脏淋巴结检查、肺部 CT 检查及有关寄生虫感染方面的检查。

结果示外周血 WBC $13.8 \times 10^9/L$，EO $1.9 \times 10^9/L$。其他检查基本正常。

Q：嗜酸性粒细胞增多除侵犯皮肤外，对内脏有何影响？

A：过多的嗜酸性粒细胞常累及肺、中枢神经系统、消化道等。对该患者，还需要进行骨髓穿刺及有关染色体检查，以排除嗜酸性粒细胞性白血病。

Q：该患者是如何治疗的？

A：此类疾病的特点是瘙痒明显，严重影响生活质量，所以治疗是非常必要的。该患者曾用多种药物治疗无效，所以采用泼尼松 15mg bid，经过 3 周皮疹完全消退。此后逐渐减量为 10mg bid、10mg qd、10mg qod 后历经 2 个月停止治疗。但停药后 1 个月余，皮疹有所复发，并逐渐发展。随即口服硫唑嘌呤 50mg qd，但一周时出现外周血白细胞 $2.3 \times 10^9/L$，因此停用该药。后口服环孢素 3mg/（kg·d），3 天即明显止痒，10 天左右皮疹基本消退。此后以 2mg/（kg·d）维持治疗半年至今。

小结

嗜酸细胞增多性皮炎在临床时有遇到，其皮疹形式多样，可以表现为湿疹样、结节痒疹样，更常见的是泛发性水肿性丘疹或水肿性红斑的表现，也可以为红皮病或剥脱性皮炎样。但一般某一患者以某种类型为主。

此类疾病除了关注皮疹外，血液、内脏器官、淋巴结等系统检查非常必要。关于治疗，嗜酸细胞增多性皮炎如果不是寄生虫感染，对皮肤科常规抗过敏治疗不敏感。所以，系统糖皮质激素是首选治疗。多数患者用 30mg/d 可有效控制皮疹，但如果过早停药，常出现皮疹复发，所以常需要 10 ～ 15mg/d 数月以上的维持治疗。对于反复发作或对糖皮质激素依赖的患者，可以采用免疫抑制剂。其中比较安全的是环孢素，但是使用前必须排除恶性肿瘤的风险。

病 例 36

面部水肿性红斑

（急性发热性嗜中性皮肤病；鉴别多形性红斑、嗜酸细胞性脓疱性毛囊炎）

病例介绍

患者，女性，31岁。

主诉：面部红肿块1个月，有胀痛感。

现病史：1个月前，患者发现左侧面部手指盖大小皮肤发红，有轻度热痛感。皮疹不消退，并逐渐扩大，隆起，局部有轻度胀痛感。当地医院诊断为"皮肤过敏"，给予氯雷他定口服，外用糠酸莫米松（商品名：艾洛松）软膏1周余没有效果。而后颈部、手部也出现类似皮疹。近2周有发热，体温38℃左右，并有手腕疼痛。来我科就诊。

既往史：无特殊病史。

个人史：无特殊。

家族史：无类似病症者。

体格检查：一般情况尚可，心、肺、腹物理检查无异常发现。

皮肤科情况：面部中央区6处皮疹，主要为红色结节、环状斑块，境界较清楚，表面光滑，水肿性，部分皮疹似有水疱样质感，质地中等偏软，有轻度浸润感，稍压痛。颈部、下颌浅表淋巴结无肿大（图36.1）。

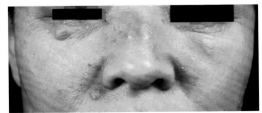

图 36.1 面部水肿性红斑块

Q：临床需要考虑哪些疾病？

A： 主要考虑嗜中性皮肤病和多形红斑。

Q：上述两种疾病从皮疹如何鉴别？

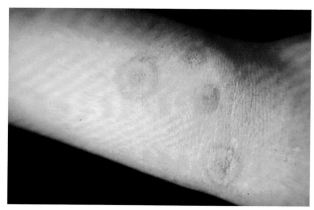

图 36.2　多形红斑

A： 多形红斑的皮疹为水肿性红斑或丘疹，一般不形成斑块，皮疹中央水肿明显，暗红色，可形成水疱，无浸润，不形成环状排列（图 36.2）。而嗜中性皮病早期为水肿性丘疹，但逐渐发展斑块，边缘水肿更明显，呈环状排列的假水疱样结节，有浸润感（图 36.3）。

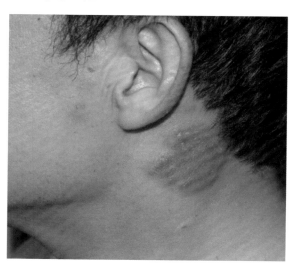

图 36.3　颈部环状水肿性斑块，似有水疱形成

Q：还有哪些疾病需要考虑？

A：与此类似的皮肤病还有一种嗜酸细胞性脓疱性毛囊炎。此病并不只是病名中的毛囊炎样皮疹，而常表现为水肿性、浸润性斑块，与此病例容易混淆。

Q：该病例如何确诊？

A：需要做一些实验室检查，其中组织病理检查有直接的诊断和鉴别诊断价值。表皮大致正常。真皮浅层明显水肿，全层弥漫致密中性粒细胞为主的浸润，伴有一些嗜酸性粒细胞，未见血管炎表现（图36.4）。符合嗜中性皮肤病典型组织病理表现。

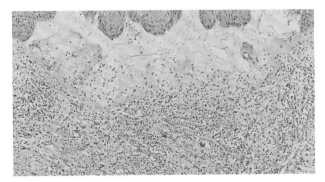

图 36.4　真皮乳头高度水肿、全层弥漫致密中性粒细胞为主的浸润

Q：组织病理表现如何解释皮疹表现？

A：真皮乳头高度水肿，使临床皮疹表现为假水疱样表现。真皮中下层致密的中性粒细胞浸润，使皮疹为浸润性结节、斑块。

Q：确诊后是否可以治疗？

A：可以治疗。但本病只是一种临床表现，寻找原发疾病及有关病因比确诊更加重要，因为这些结果直接关系到治疗的选择和预后的判断。

Q：哪些疾病及原因与本病有关？

A：常见的有呼吸道感染、药物反应、某些自身免疫性疾病，如慢性炎症性肠病；某些淋巴血液系统肿瘤，如白血病、骨髓增生不良综合征等。因此需要做有关实验室检查，如血常规、免疫球蛋白、ANA 系列、骨髓穿刺检查等。组织病理检查中，特别要关注皮疹病理切片中有无异形性单一核细胞浸润。淋巴结肿大者，还需要做淋巴结活检病理检查。

Q：系统检查后，如何治疗？

A：如果考虑药物引起的，需要停用有关药物。如果是感染性诱因，需要给予敏感的抗生素治疗。对没有发热等系统症状者，口服米诺环素可以有效抑制中性粒细胞的趋化和聚集，对部分病例疗效明显。对发热，或有自身免疫问题的患者，需要口服糖皮质激素，如泼尼松 30 ～ 40mg/d，可在 1 周左右控制、消除皮疹。但需要维持治疗数周。如果有淋巴、血液系统肿瘤性问题，则需要针对性的化疗。

Q：本病预后如何？

A：感染或药物引起的病例，数周治疗后可长期缓解。但部分病例呈现慢性、反复发病的情况。此时预后与某些背景性疾病有关。如果有白血病等疾病时，则预后不良。

小结

临床遇到面部肿胀性红斑时，有两大类疾病需考虑：如果是大片状肿胀，需要考虑丹毒、慢性淋巴水肿和淋巴瘤/白血病、肿胀性狼疮等；如果是多发性、较浅表的水肿性红斑，即和本病的情况近似时，需要考虑急性发热性嗜中性皮肤病、多形性红斑、嗜酸性脓疱性毛囊炎等。因此，对持续数周以上不消退或发展的类似皮疹，需要做活检组织病理检查及其他实验室检查。尽早明确诊断，采取有针对性的治疗手段。

病　例 37

下肢水肿性斑块

（胫前黏液水肿；鉴别硬皮病、淋巴细胞浸润类疾病和结节病）

病例介绍

患者，男性，47岁。

主诉：双小腿红肿1年，偶有胀麻感。

现病史：1年前，患者发现右小腿前面皮肤发红，表面不平整，以为是过敏，没有治疗。皮疹持续几个月后，逐渐扩大、变厚，同时左侧小腿前面也出现类似的皮疹。随即到当地就医，诊断为皮炎，给予卤米松软膏1个月无效。后又诊断为慢性淋巴淤滞，给予活血通络的汤药，连续服用3个月仍然没有缓解迹象。此后用几种偏方治疗至今，没有效果。发病以来无发热。发病前无外伤等可能诱因。

既往史：无特殊病史。

个人史：无特殊。

家族史：无类似病症者。

体格检查：一般情况尚可，心、肺、腹物理检查无异常发现。

皮肤科检查：双小腿中下部前面和两侧区域，对称分布红肿性斑块，境界较清楚，表面无鳞屑，无水疱，部分呈橘皮样外观；不平整，质地中等偏硬，压后无可凹性，无压痛，局部皮温不高。腹股沟淋巴结无肿大。双足趾缝、足跖、足甲无异常（图37.1）。

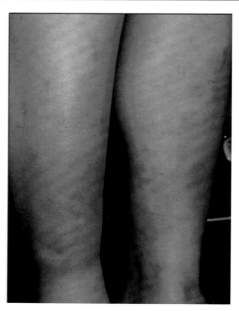

图 37.1 双小腿伸侧大片肿胀性红斑块

Q：临床需要考虑哪些疾病？

A：临床慢性肿胀性斑块类疾病中最常见的有硬皮病、胫前黏液水肿、淋巴细胞浸润类疾病等。

Q：本病可以诊断硬斑病吗？

A：与本皮疹类似疾病中最常见的是硬斑病，早期也是肿胀性斑块，但表面较平坦，不会出现明显的高低不平，晚期黄红色，表面光亮，皮疹境界不清楚（图 37.2）。

Q：淋巴细胞浸润类疾病需要考虑吗？

A：在少数情况下，淋巴瘤（图 37.3）及肉芽肿等疾病侵犯小腿时可出现皮肤肿胀性斑块，表面有大小不一融合性结节，质地较硬，明显浸润感，境界较清楚。此时，临床诊断困难，需要组织病检查证实。

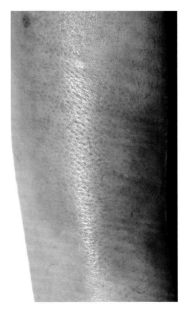

图 37.2　硬斑病

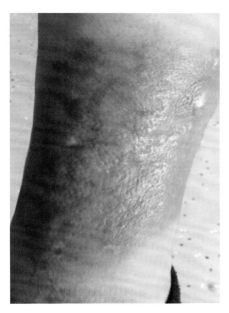

图 37.3　皮肤 T 细胞淋巴瘤

Q：最后一个需要考虑的是胫前黏液水肿，本病例皮疹明显红色，与经典的褐色不同，如何考虑？

A： 的确，在充分发展阶段的胫前黏液水肿的典型皮损为褐红色的斑块，毛孔粗大，质地硬韧。本病例基本特点是双侧胫前为主肿胀性斑块，表面呈橘皮样，符合水肿性损害。但是，触诊时质地硬韧，深压时无可凹性表现，证明该损害不是真皮内的普通水肿，而是黏液水肿。

Q：组织病理结果对诊断很有帮助？

A： 是的，本病例病理表现为表皮轻度增厚，真皮浅中层为主胶原纤维束间隔增宽，其间充满了絮状嗜碱性物质（黏蛋白），部分胶原束断裂，稀疏淋巴细胞浸润，未见明显成纤维细胞增生（图 37.4）。此病理结果排除了淋巴瘤、肉芽肿等疾病，符合黏液水肿。

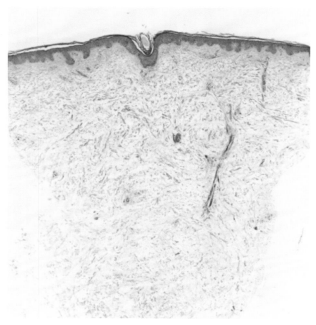

图 37.4　胫前黏液水肿的病理表现

Q：组织病理表现如何解释皮疹特点？

A：真皮浅中层水肿时，临床皆可出现局部橘皮样水肿性斑块。如果是水肿，在压迫皮损后局部水分向周围流动，真皮体积缩小，临床可见局部皮肤凹陷，即可凹性水肿。而真皮内如果是黏蛋白沉积，受压时不会向周围流动，局部真皮体积不会缩小，所以临床不会出现凹陷，及非可凹性水肿。反之，我们可以根据皮疹是否发生可凹性水肿，初步判断是水肿还是黏液水肿。

Q：该患者还需要补充其他检查吗？

A： 因为胫前黏液水肿的发病与甲状腺疾病关系密切，所以甲状腺素、促甲状腺素及其有关抗体检查非常必要。该患者检查结果符合甲状腺功能亢进（简称"甲亢"）。

Q：此病治疗困难，具体如果治疗？

A： 首先请内分泌科医生会诊，制订甲亢治疗方案，而且需要长期治疗。皮肤科采用倍他米松（得宝松）与利多卡因 1∶1 混合后皮疹内多点封闭，每月 1 次，连续 3 次后停止局部治疗。经过 1 年左右的甲亢治疗，皮疹明显缓解。

小结

临床遇到小腿肿胀性斑块时，需要考虑两大类情况：其一是水肿性，是各种原因如感染、肿瘤等原因造成水分在局部真皮内潴留，临床特点出现可凹性水肿；其二是黏液性水肿，主要表现为非可凹性水肿。常见的是与甲状腺功能异常有关的黏液水肿，在硬皮病的早期阶段也可出现类似的表现。此种情况，活检组织病理检查对诊断和鉴别诊断都是非常重要的。

第六部分

色素改变性皮肤病

涂 平

躯干多发性白斑

（白癜风；鉴别贫血痣、无色素痣、炎症后色素脱失、硬化性苔藓）

病例介绍

患者，男性，58岁，退休。

主诉：胸部皮肤白色斑，不断加重4年余，无不适。

现病史：4年前患者洗澡时发现左胸几处皮肤发白，当时有鸡蛋黄大小。因担心是白癜风，次日去在当地就医，医生考虑是白癜风，当即口服"斑驳丸""白癜风颗粒"等。治疗3个月，白斑更明显，面积扩大。又去另一家医院，仍然按白癜风治疗，口服自制中药"白癜风1号"，外用"白斑酊"等治疗半年，病情基本稳定，没有继续加重。继续治疗半年，仍然没有好转表现。此后又去过多家医院就诊，口服、外用各种药物，包括氟轻松软膏等，断续治疗，效果不明显。皮疹时有加重，特别在春季发展更明显。因长期治疗无效，近1年来放弃治疗。近期因出差来京，特来我科门诊就医。发病以来没有发热，无关节肿痛，无消瘦，大小便正常。

既往史：10年前有甲状腺功能亢进，治疗后变为甲状腺功能减退，一直口服药物治疗。

个人史：无特殊。

家族史：祖父患银屑病，反复发作。

体格检查：一般情况好，心、肺、腹物理检查无异常发现。

皮肤科检查：左颊部、颈部、左胸上和肩部及上臂外侧多处大片及斑点状色素减退斑，境界清楚，无萎缩、浸润、硬化，无脱屑（图38.1）。

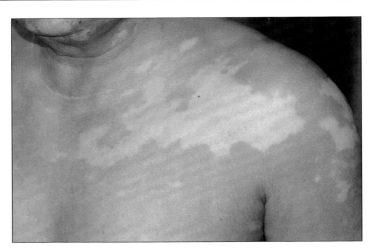

图 38.1 左胸部白色斑片

Q：临床色素减退性疾病不少见，根据发病情况一般考虑的病种有哪些？

A：根据临床有关疾病发病率的多寡，依次为炎症后色素脱失、白色糠疹、白癜风、硬化性苔藓、无色素痣及贫血痣等。

Q：具体该病例，临床需要首先选择的诊断是？

A：首先要考虑白癜风。因为皮疹符合白癜风的所有临床特点。包括境界清楚的色素减退斑，无萎缩，无浸润，无硬化，无脱屑。

Q：躯干部位出现类似情况的疾病中，哪种是最常见的？需要如何诊断？

A：躯干部位发生类似的疾病，最常见的是银屑病等消退后的色素减退。炎症后色素脱失，特别是银屑病消退后的色素脱失，出现前一定有明确的皮疹，随皮疹消退，在原有皮疹处出现色素减退斑。此类色素减退斑的特点是随着时间推移，病情逐渐减轻，多数在数月内自然消失，恢复正常的皮肤颜色。

Q：除此之外，还有哪些情况需要考虑？

A：另外，有些副银屑病或蕈样肉芽肿、结核样型麻风等偶尔可以遇到类似情况。与炎症后色素减退不同，伴有色素减退的皮肤病，除有色素减退之外，还有疾病本身的皮疹特点。例如，在大斑片型副银屑病或蕈样肉芽肿中，色素减退斑是位于轻度的红斑基础之上，而且常有细薄的鳞屑，也可以伴有异色样改变；另外，在结核样型麻风的皮损中央区域可见轻度色素减退斑，但周边常有浸润性红斑等活动性损害，也可有轻度鳞屑。

Q：临床经常遇到硬化性苔藓被诊断为白癜风，这是什么原因？

A：这是由于对硬化性苔藓的皮疹特点没有很好地把握。硬化性苔藓早期是白色扁平丘疹，以后发展为斑点状及片状萎缩性白斑，表面光亮（图 38.2）。这些与上述白癜风的损害完全不同，应仔细比较区分。

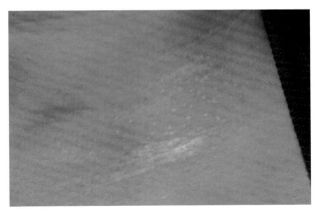

图 38.2　硬化性苔藓

Q：对一些儿童而言，无色素痣与白癜风非常相似，二者区别的要点有哪些？

A：这是一个不容易回答的问题。尽管新生儿发生白癜风的概率很低，但是就个体而言，不能因此排除这种可能，所以还是应当从皮疹入手进行鉴别。首先，两者白色的程度不同，尽管白癜风的早期损害，色素减退可以很轻，但随着病情加重，会出现明显的白斑，而且境界会比较明显；但无色素痣一般为很轻的色素减退斑，境界不很清楚，特别是长期保持这种色调不变（图38.3）。更重要的是，两者的病程不同，白癜风皮疹的面积、形状、数量常随病情发展变化，而无色素痣则始终随着人体的发育，按照比例发展，个体成年后即停止发展。

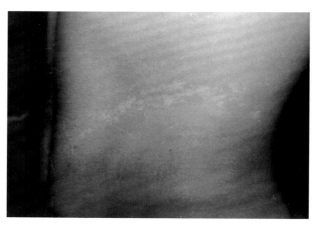

图 38.3　无色素痣

至于贫血痣则很容易鉴别，因为当揉搓白斑及其周围后，如果白斑周围的皮肤发红，而白斑处不发红者，就是贫血痣（图38.4）。

Q：白癜风的某些皮疹，特别是早期色素减退很轻时，诊断和鉴别都比较困难。有哪些实验室检查对诊断和鉴别有帮助？

A：临床上，不仅是皮疹不典型时，即使遇到很典型的皮损时，也常有患者要求做一些实验室检查来证实诊断。尽管就理论而言，白癜风的表皮黑色素颗粒和黑色素细胞都有明显减少。但在皮损活检，HE染色后的普通组织病理切片中，并不容易发现此种表现。所以，通过HE染色的普通组织病理检查，对白癜风的诊断并没有实用价值。除了新鲜组织冷冻切片的多巴为底物的组织化学染色外，用Wood灯检查更有实用价值。在Wood灯检查时，白癜风的皮疹会表现为鲜明的白斑，境界很清楚；而其他色素减退性损害，则白斑与照射前比较，并没有明显变化。

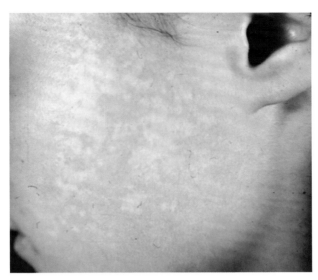

图 38.4　贫血痣

Q：皮肤镜对此类疾病的鉴别有很大意义吗？

A：做皮肤镜检查时，在白癜风的损害表面，常可以看到毳毛为中心的多发性色素减退斑。而在其他疾病中，一般没有此种表现。所以皮肤镜对白癜风的诊断有一定的辅助价值。

Q：该患者是如何治疗的？

A：该患者采用他克莫司软膏和卤米松／三氯生（商品名：新适确得软膏）于皮损处每天交替外用一次，隔日局部中波紫外线照射，连续 3 个月，皮疹停止发展，部分区域有色素岛出现。再继续治疗 3 个月时，皮损面积缩小 40% 左右。此后，继续治疗了半年以上，白斑痊愈。随访一年无复发。

小结

白癜风常见，临床诊断一般不困难。如果是出生时发病，或者有明显瘙痒、脱屑、肥厚、萎缩等表现时，需要与其他皮肤病相鉴别。

关于白癜风的治疗，在临床实际治疗中，存在一些治疗的误区。应当强调的是，绝大多数白癜风的本质是一种炎症性损伤，特别是进展期或活动期时更是如此。所以，无论西药还是中医治疗的原则都应当是控制和减轻炎症损伤，而不是加重炎症损伤。正是对这一基本概念的认识不同，在临床可以看到部分患者治疗效果满意，部分患者不能控制病情。但即便是最有效的治疗，疗程一般也需要 6 个月以上。甚至需要 1 ～ 2 年的时间。原因是控制病情进展需要数月的时间，但是色素恢复需要的时间常很漫长。

外阴白色斑片，发亮

（硬化性苔藓；鉴别白癜风、炎症后色素脱失、黏膜白斑病）

病例介绍

患者，女性，39岁，工程师。

主诉：外阴瘙痒3年，发白2年余。

现病史：3年来患者经常感觉外阴瘙痒，以夜间更明显。开始被认为是阴道真菌感染，外用"制霉菌素"2周无效，后口服"大扶康（氟康唑）"2周仍然没有好转。此后又按湿疹治疗，外用派瑞松软膏等药物，口服二妙丸等中药，病情开始有些减轻，但此后仍然反复发作。2年来，发现外阴皮肤有些发白，担心是白癜风，在当地再次就医，被诊断为白癜风，用"白癜风胶囊"等治疗6个月，还是瘙痒明显，白斑继续扩大。近一年来又多次在妇产科就医，被诊断为外阴白斑病，给予口服、外用自制的中药治疗，症状没有改善，影响睡眠，造成轻度的焦虑。近日来我科门诊。发病以来没有发热，无口腔问题，大小便正常。

既往史：无特殊病史。

个人史：无特殊。

家族史：父亲有糖尿病。

体格检查：一般情况好，心、肺、腹物理检查无异常发现。

皮肤科检查：双侧小阴唇明显色素减退，明显萎缩，尿道口、阴道口无明显萎缩。触诊局部质地中等硬度。会阴和肛门周围无损害（图39.1）。

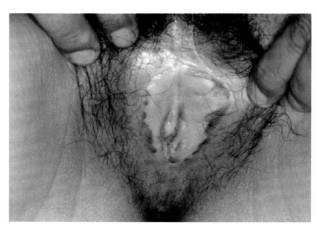

图 39.1　小阴唇白色、萎缩

Q：临床外阴部位的色素减退性疾病较常见，根据发病率一般有哪些？

A：根据发病率，依次为炎症后色素脱失、白癜风、硬化性苔藓、黏膜白斑病。

Q：具体该病例，如果仅根据病史需要考虑的疾病有哪些？

A：需要考虑的是炎症后色素脱失、硬化性苔藓、黏膜白斑病。

Q：为什么不考虑白癜风了？

A：因为在类似疾病中，只有白癜风没有明显瘙痒。而此患者外阴一直有明显瘙痒感，所以根据病史，可能性最小的就是白癜风。

Q：根据皮肤科情况，诊断又如何考虑？

A：首先考虑的是硬化性苔藓。

Q：既然临床炎症后色素脱失发病率最高，经过体检是怎么排除此种情况的呢？

A：虽然病史中有明显瘙痒，而后发现色素减退斑，理应考虑炎症后色素脱失。但体检时可以明显看到表皮萎缩，没有肥厚或苔藓样损害，这就可以排除慢性皮炎。

Q：同理，外阴黏膜白斑也可以排除吗？

A：是的，外阴黏膜白斑基本特点是肥厚性斑块，表面粗糙（图 39.2），而不是本患者萎缩、表面光滑的白斑，所以也可以排除。

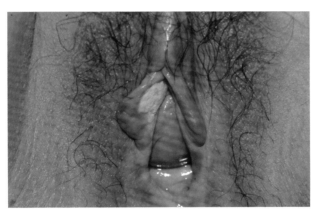

图 39.2　外阴白斑病

Q：此种情况还需要做进一步检查吗？

A：尽管临床皮疹较典型，如果可能，皮疹的活检和组织病理检查仍然是很有必要的。因为硬化性苔藓在不同阶段其治疗策略不同，而且硬化性苔藓如果长期不愈，发生上皮恶性肿瘤的风险可能增加，所以活检病理检查对此种情况的判断很有帮助。

Q：实验室检查结果如何？

A： 患者组织病理为典型的硬化性苔藓表现，即表皮萎缩，基底细胞水肿，真皮乳头均质化，其下中度淋巴细胞浸润，未见表皮肿瘤性增生（图 39.3）。其他检查，如血、尿常规，肝、肾功能等均无异常。

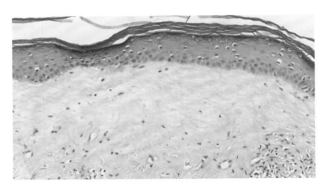

图 39.3　硬化性苔藓的病理表现

Q：该患者治疗结果如何？

A： 在确诊之后，采用局部治疗为主。因为有关系统检查未发现异常。考虑到该患者皮疹已经有明显萎缩，而且需要长期治疗，所以局部外用治疗时没有采用糖皮质激素制剂。因为糖皮质激素类药物本身可能造成局部萎缩，对已有萎缩的皮损显然不合适。因此，我们采用他克莫司软膏外用皮损，连续 3 个月，瘙痒基本消失，皮损有一定程度缓解。继续治疗半年后，瘙痒完全消退，萎缩情况改善近50%，色素减退程度明显减轻。目前仍在巩固治疗中。

小结

硬化性苔藓是皮肤科时常可以遇到的疾病，可以发生在任何部位，外阴是好发部位之一，女童和老年女性常见。男性发生在包皮龟头上的慢性损害，称为干燥闭锁性龟头炎。瘙痒、萎缩、硬化是其主要特点。临床最常误诊的是白癜风和外阴白斑病。当然，如果与白癜风混淆，在治疗方面并没有不同。而如果与黏膜白斑病混涪，则在后者治疗中，不宜使用他克莫司软膏。

关于治疗，在疾病早期，特别是萎缩性损害不明显时，外用抗炎类药物，如糖皮质激素制剂、他克莫司软膏等效果明显。但在萎缩明显的慢性情况下，抗炎治疗只能控制病情进展，但已有白斑及萎缩等情况不一定能明显逆转。不过，控制病情发展还是很有必要的，适当的治疗对预防病情晚期时出现的尿道、阴道狭窄，以及个别病例发生鳞状细胞癌等有帮助。

病 例 40

面部灰褐色斑片

（黑变病；鉴别太田痣、炎症后色素沉着）

病例介绍

患者，女性，41岁，工人。

主诉：面、颈部色素斑1年，逐渐加重，早期有瘙痒。

现病史：1年前的4月份左右，患者发现面部有红斑，有轻度瘙痒。持续2～3周不好转，去当地医院就医，按照过敏治疗，外用派瑞松软膏，口服氯雷他定等2周，没有效果。此后，外用防晒霜，口服中药（具体不详）1个月，红斑逐渐消退。但患处出现淡褐色斑，面积逐渐扩大，数量增加，发展到面部两侧。无瘙痒等不适。近一年来外用几种美白化妆品。发病以来没有发热，大小便正常。

既往史：无日光过敏情况。

个人史：无化妆品过敏史，无长期口服药物史。

家族史：无类似病患者。

体格检查：一般情况好，心、肺、腹物理检查无异常发现，无浅表淋巴结肿大。

皮肤科检查：双侧颞部、双颊、口周、额部、颈部为主灰褐色片状、网状斑片，无脱屑和浸润，境界不清楚。眼睑结膜、口腔黏膜和外阴黏膜无异常（图40.1、图40.2）。

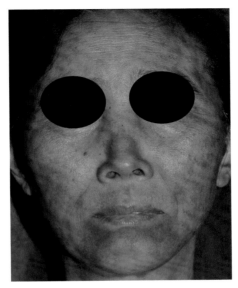

图 40.1　面部大片灰褐斑

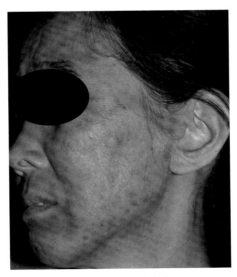

图 40.2　面部大片灰褐斑

Q：该患者发病初期有红斑、瘙痒，而后出现色素斑，应当先考虑炎症后色素沉着，对吗？

A：根据病史和皮疹过程，应当考虑炎症后色素沉着。不过，炎症后色素沉着的颜色往往深浅不一，大小和分布都不很均匀，而本病例的灰褐色斑片分布、颜色和形状都非常均匀、对称。更重要的一点是，本病的损害在炎症消退后仍在发展、加重，不符合炎症后色素沉着。同样，糖皮质激素外用后发生的色素沉着，颜色也不会如此均一。

Q：黄褐斑也是一种常见疾病，尽管与本病有明显区别，请对鉴别关键点再分析一下。

A：本病例与黄褐斑的鉴别有两个要点：其一是黄褐斑发病前没有红斑等炎症过程；其二是黄褐斑的基本颜色是褐色，而没有灰色。

Q：从颜色而言，本病例与色素性扁平苔藓很近似，可以考虑吗？

A：本病例为灰褐色斑片，与色素性扁平苔藓的颜色很接近，发病初期也有红斑，因此需要考虑扁平苔藓诊断。尽管色素性扁平苔藓是扁平苔藓的后期表现，往往见不到紫红色扁平丘疹等活动期表现。但多数扁平苔藓为数毫米至一厘米大小的斑疹，不融合。因此很难见到本病例中大片状灰褐色斑片，所以凭此点就可以排除。

Q：本病例主要为灰褐色斑片，最接近的是黑变病和太田痣，如何取舍？

A：就皮疹颜色而言，黑变病与太田痣确有很多相似之处。但是太田痣多按照三叉神经的分布发展，多数不是均匀的灰褐色斑片，往往间杂有黑灰色斑点，皮疹中央颜色最深，边缘逐渐变浅。这些即是太田痣的诊断要点，也是与黑变病的鉴别要点（图40.3）。

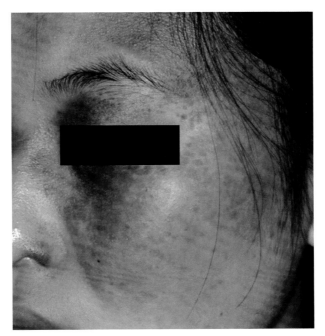

图 40.3　太田痣

Q：该患者是如何治疗的？

A：黑变病的治疗很有挑战性。因为多数病例治疗效果较慢，而且没有肯定的治疗方案。该病例静脉点滴维生素 C 3g/d，连续 3 周，口服六味地黄丸、血府逐瘀丸连续 3 个月。并注意防晒。皮疹明显减轻。

小结

黑变病在诊断上主要是与色素性扁平苔藓鉴别。前者主要发生在曝光部位，为对称性大片状灰褐色斑片；而后者常发生在除面部外的其他部位，如躯干，腋窝、腹股沟等皮肤皱褶部位，为一厘米以内的褐色斑。有很多医生认为组织病理可以有效鉴别这两者。但实际是，组织病理方面，两者表现非常接近，基本表现都是表皮基底细胞水肿，真皮乳头明显色素颗粒和噬色素细胞，真皮乳头少许淋巴细胞浸润，在色素性扁平苔藓可能炎症浸润更明显一些，但多数情况下并没有区别。治疗方面，在早期或进展期，应当给予各种抗炎性治疗。而后期主要是给予抑制黑色素合成的药物以及中药活血化瘀方案。

病 例 41

双颧骨区点状灰褐色斑疹

（褐青色痣；鉴别诊断炎症后色素沉着、黄褐斑、雀斑、脂溢性角化症）

病例介绍

患者，女性，32岁，教师。

主诉：面部褐色斑点3年，逐渐发展，无不适。

现病史：3年前的夏季患者发现双侧颧骨区域皮肤有色素斑点，颜色很浅，自认为是晒斑，加强外用防晒霜，但数月后病情没有减轻。又以为是熬夜引起的问题，改善睡眠后一段时间仍并没有好转。2年前去附近医院就诊，医生诊断是黄褐斑，给予六味地黄丸等口服半年，病情没有改善，斑点反而逐渐加深、增多。后又有医生认为是色素沉着及黑变病，给予疏肝、活血的汤药治疗4个月余，还是没有效果。近一年来自行外用多种祛斑药物和化妆品，情况仍在加重。遂来我科门诊就医。发病以来没有发热，大小便正常。

既往史：有痤疮，目前仍然时有发作，无日光过敏史，无化妆品过敏史。

个人史：曾经口服一年避孕药物，发病前已停药半年余。

家族史：无类似病患者。

体格检查：一般情况好，心、肺、腹物理检查无异常发现。

皮肤科检查：双侧颧骨区域对称分布灰褐色斑疹，每侧十余个，约2～4mm大小，形状不规则，边界不锐利，分布不均匀，但不融合，没有浸润，双侧鼻背两侧和鼻翼见2处类似斑片（图41.1）。

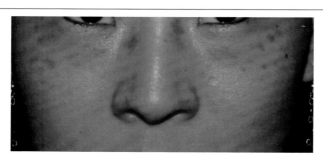

图 41.1　双颧部灰褐斑疹

Q：临床这种情况多发生在中年女性，与黄褐斑有些类似，怎么在细节上区分？

A：应当说，黄褐斑是一种常见疾病。部分患者皮疹主要发生或仅局限在双侧颧骨区域。颜色也是淡褐色，所以与本病例有一些相似。但皮疹的重要区别有两点，其一是基本损害不同，本病例为群集性小斑疹，不融合；而黄褐斑为斑片，数厘米至十余厘米大小。其二是本病例皮疹中央颜色较深，边缘呈渐变淡；而黄褐斑损害颜色较均一，边缘更清楚（图 41.2）。

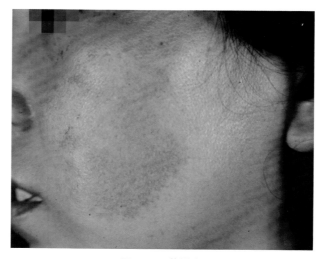

图 41.2　黄褐斑

Q：该患者有痤疮病史，痤疮的损害常遗留色素沉着，与本病例很相似，是否需要考虑有关诊断？

A： 的确需要考虑炎症后色素沉着，而且痤疮炎症损害后也常出现类似情况。不过，仔细对比痤疮后色素沉着我们会发现，痤疮的色素沉着主要分布在颞部、颊部和下颏等处，颜色深浅不一；而本病例皮疹分布在双颧骨区域，是较均匀、一致性灰褐色斑疹，与前者有很大不同。

Q：临床雀斑和脂溢性角化症都很常见，与本病例损害有些类似，怎么逐一排除？

A： 雀斑多幼年发生，一般为多发性 1mm 大小褐色斑点，主要分布在鼻背及其两侧面部和眼睑周围，境界清楚。而部分早期脂溢性角化症，即日光雀斑样痣，也为褐色斑疹，但分布无特异性，不会只出现在双侧颧骨区域。而且皮疹表面多少有些粗糙，边缘更清晰。这些细节都与本病例不同。

Q：既然上述考虑的常见疾病都不是，最终需要考虑的诊断是哪种？

A： 可能性最大的是所谓颧部褐青色痣。

Q：该病是近年来特别提出的一种疾病，与太田痣似乎有某种联系，请描述具体分析要点？

A： 实际上，此病并不是新发现的疾病，而是以往所述的双侧太田痣或获得性太田痣的一种轻度病例或者亚型。主要特点是，好发于中年女性，双侧颧骨区域逐渐出现淡褐色或淡青色斑点，缓慢发展，典型表现为 3 ～ 5mm 大小的斑疹，褐色或青色，中央较深，边缘渐变淡，散在分布，一般不融合。可因睡眠不好或妊娠时颜色加深。与季节关系不明显。部分患者鼻翼和双颞部有类似皮损。

Q：此病的病理基础是什么？如何治疗？

A：与上述其他褐色皮肤病不同，本病的主要病理特点是真皮浅及中层胶原束之间数量不等的梭形黑色素细胞，与太田痣等类似（图 41.3）。因此常采用 Q755nm 或 Q1064nm 激光治疗。一般需要 5 次以上，每次间隔 4 个月以上。部分患者治疗后出现色素沉着，需要消退后再继续治疗。Q1064nm 激光治疗后发生色素沉着的概率低一些。

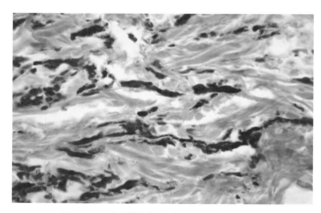

图 41.3　获得性太田痣的组织病理表现

小结

颧部褐青色痣是临床时常可以遇到的疾病，通过上述的分析，多数医生可以比较容易地确诊此种疾病。此类疾病虽然为"小病"，但诊断和治疗效果间却有直接的关系。如果误诊为黄褐斑，长期口服外用药物，会造成很大浪费。如果误诊为雀斑或脂溢性角化症，采用冷冻或 Q532nm 激光治疗，反而可能会加重色素病情。

第七部分

糜烂/溃疡性皮肤病

涂 平

龟头溃疡

（硬下疳；鉴别固定性药疹、白塞病）

病例介绍

患者，男性，28 岁。

主诉：发现阴部破溃 3 周，无明显不适。

现病史：患者 3 周前洗澡时发现阴部有一个小红包，约绿豆大小，自认为是"发炎上火"，自行服用头孢拉定胶囊 3 天。此后皮疹不断增大，表面破溃，少许流水，但没有明显不适。去当地医院就诊，被诊断为固定性药疹，给予泼尼松片 4 片/d，外用派瑞松软膏约 1 周，但病情仍在发展，遂来我科门诊就医。化验 RPR 阴性，TPPA 阴性，抗 HSV IgG 阳性。

既往史：每年有几次口腔溃疡，一般 1 周左右可以自行愈合，既往有几次青霉素皮试阳性。

个人史：已婚，否认婚外性接触史。

家族史：其母亲有类风湿关节炎 20 年，小姨有红斑狼疮 10 年。

体格检查：一般情况好，心、肺、腹物理检查无异常发现。

皮肤科情况：冠状沟 12 点处见一个 1cm 大小溃疡，表面无明显脓性分泌物，触诊发现基底为一个约 1.5cm 大小的结节，质地硬韧，边缘较清楚，无明显压痛。双侧腹股沟淋巴结多发肿大，约花生米大小，质地较硬，无压痛，相互无粘连，活动度好（图 42.1）。

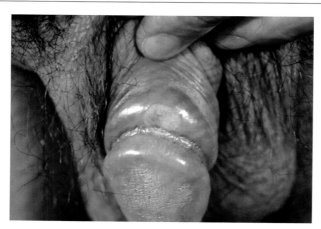

图 42.1 冠状沟硬结，中央溃疡

Q：外阴溃疡类皮肤病在临床常见，常见的疾病有哪些？

A： 就外阴糜烂、溃疡类疾病，根据发病率，一般的考虑顺序是固定性药疹、生殖器疱疹、白塞病以及硬下疳等。

Q：上述一系列外阴糜烂溃疡性皮肤病中，结合该病例，如何取舍？

A： 在上述外阴糜烂溃疡类皮肤病中，硬下疳有重要的与众不同，即只有硬下疳的溃疡是发生在浸润性硬结之上的，而其他疾病的糜烂和溃疡下均没有浸润。而该病例的皮疹特点与硬下疳的表现十分吻合，所以很容易把其他疾病排除掉。

Q：与阴部其他糜烂溃疡类疾病如何区别？

A： 其中固定型药疹最常见，发病初期水肿性红斑，严重时中央出现水疱，继而表皮脱失，形成糜烂或浅溃疡，境界较清楚，比较容易诊断（图 42.2）。生殖器疱疹多为复发性，初期簇集性小水疱，1 ～ 2mm 大小，但就诊时部分表现为多点状小溃疡，1 周左右可以愈合。

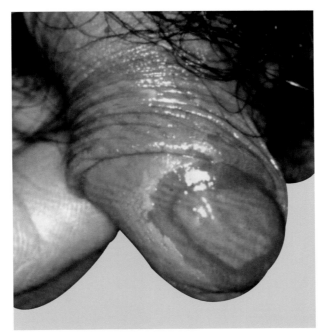

图 42.2　固定性药疹

Q：该患者曾有多次口腔溃疡的病史，此次又有生殖器溃疡，白塞病的诊断如何排除？

A：根据病史，的确需要考虑有无白塞病的问题。白塞病可以出现外阴的溃疡，但一般溃疡深在，外形不规则，疼痛明显，基底部没有浸润（图 42.3），这些与本病例特点不符合。另外，该患者的口腔溃疡，1 周左右可以愈合，与白塞病不同，后者口腔溃疡的单一损害多数需要数周或更长时间方可痊愈。

Q：也就是说诊断硬下疳应当没有问题，但是患者 RPR 和 TPPA 检查均为阴性，应当如何解释？

A：该患者病期只有 3 周多，此时有关抗体的滴度还比较低，所以此时的阴性结果临床意义不大，一定不能因此排除梅毒的诊断。

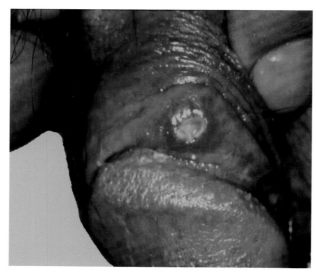

图 42.3　白塞病阴部溃疡

Q：因为没有实验室检查结果支持，该患者有必要做组织病理检查吗？

A：关于梅毒的诊断，特别是一期梅毒的诊断，一定是以临床表现为主、为根本。实验室检查有阳性结果更好，但不是必备的。不过，对梅毒的治疗和随访而言，RPR 的结果是必需的。所以，可以在此后的 1～3 个月内重复该项检查，直到发现阳性结果，并且需要做抗体滴度检查。至于组织病理检查，在硬下疳确实有较特异的表现，对诊断很有帮助，但鉴于生殖器部位的特殊性，如果患者同意，做活检当然更好，但不能作为诊断的必须指标。

Q：该患者病史中，有几次青霉素皮试阳性，所以治疗方案如何选择？

A：根据我国的特点，如果皮试阳性，就不能选择青霉素治疗。所以在治疗前，需要再重复一次青霉素皮试，如果仍然阳性，则应当坚决放弃青霉素治疗方案。因为一期梅毒没有风险，但青霉素过敏却可以是致命的。根据治疗指南，可以选择四环素类或红霉素类药物。但近期有关循证医学证据，头孢曲松钠静脉点滴，其疗效和治愈率要优于传统的药物。但使用此类药物前，也需要做皮试，防止发生过敏反应。

小结

外阴糜烂、溃疡性疾病有多种，临床诊断的基本思路是，先根据疾病的发病率进行简单排序，首先考虑常见病，而不要把罕见情况放在首位。其次，根据病例的主要特点，分别进行排查，并结合实验室检查综合分析取舍，得到最可能的诊断。

病 例 43

小腿溃疡

（坏疽性脓皮病；鉴别硬红斑、血管炎、肿瘤等）

病例介绍

患者，男性，29 岁。

主诉：右小腿破溃 2 年，持续不愈合，疼痛明显。

现病史：患者 2 年前一次足球比赛时，右小腿后面被踢了一下，当时有些红肿。约 1～2 周后洗澡时发现右膝关节后面有一处指甲盖大小皮肤呈紫黑色，有触痛。自认为是上次的踢伤，自行外用莫匹罗星（百多邦）软膏 1 周余，但皮疹发展到鸡蛋黄大小，表面像有黄色水疱。去当地医院就诊，被诊断是皮肤感染，口服头孢呋辛等十余天，病情继续发展，出现破溃、流水，疼痛明显加重，再次就医，医生做皮疹表面细菌培养，局部清创换药。1 周后细菌培养结果为耐药性金黄色葡萄球菌，遂住院治疗。给予万古霉素静脉点滴，局部换药 2 周，皮疹暂停扩大，但不愈合，疼痛明显。患者自行出院，到一私人门诊就诊，给予自制的中药胶囊，每天吃 12 粒，3 周后皮疹流水减少，破溃面积缩小一些，疼痛有所缓解。后因该私人诊所被卫生局查封，又到其他医院治疗，但病情出现反复，口服、外用多种抗生素、中药等，病情一直没有有效控制，迁延至今。后来我科门诊就医。发病以来，没有发热，无关节肿痛，无消瘦，大小便正常。外院化验 RPR、TPPA、抗 HIV 抗体均阴性。

　　既往史：无特殊疾病。

　　个人史：无特殊。

　　家族史：母亲有强直性脊柱炎多年。

　　体格检查：一般情况好，心、肺、腹物理检查无异常发现。

　　皮肤科检查：左侧腘窝区域约手掌大小的溃疡，溃疡表面较干净，无明显脓性分泌物，呈高低不平的肉芽组织，基底无浸润。溃疡边缘较锐利，部分呈堤状隆起，触之硬韧，部分水肿性，暗红色，触痛明显。右侧腹股沟区可扪及数个花生米大小淋巴结，质地中等，有粘连，有压痛（图 43.1）。

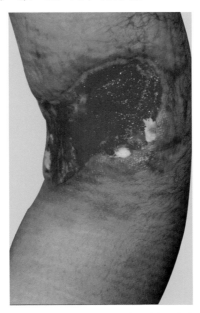

图 43.1　左腘窝大片溃疡，周边隆起

Q：小腿溃疡类皮肤病在临床常见，常见的疾病有哪些？

　　A：临床时常可以看到的包括淤积性溃疡、硬红斑、血管炎类、某些感染性疾病及坏疽性脓皮病等。

Q：有这么多病种，结合该病例，首先可以排除的疾病是？

A：首先可以排除的是淤积性溃疡。因为淤积性溃疡的基础是下肢静脉曲张和淤积性皮炎，皮肤暗红褐色、肿胀、硬化，部分发展为溃疡（图 43.2）。而本病例完全缺乏这些表现，所以可以排除。

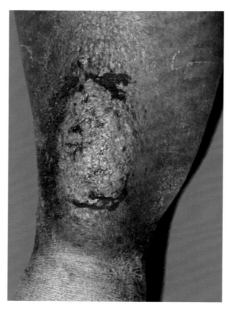

图 43.2　淤积性溃疡

Q：硬红斑有时也有慢性溃疡、疼痛，如何区别？

A：硬红斑在少数情况下可发生溃疡。但是其基本损害与本病例大相径庭。硬红斑的基本损害是多发性、深在性结节或肿块，红枣至鸡蛋大小，愈后常有萎缩（图 43.3）。有时在此基础上出现溃疡。而本病例基本损害为单发溃疡，没有浸润结节或肿块的基础。所以也可以排除。

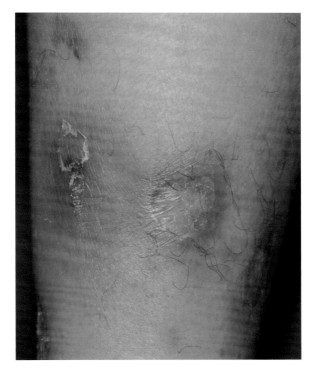

图 43.3　硬红斑

Q：血管炎类疾病也常有溃疡，与本病例比较如何分析？

A：部分血管炎，如结节性血管炎、变应性血管炎、结节性多动脉炎、青斑样血管病等均可有溃疡。但与本病例不同的是，前者常是多发性小溃疡（图 43.4）。多数在数周内愈合。

Q：其他溃疡类疾病如何分析？

A：除上述讨论的疾病外，其他溃疡类疾病还有某些感染性疾病，如某些深部真菌感染和一些肿瘤性疾病。但此类疾病的主要病变是浸润性斑块基础上继发的溃疡，如淋巴瘤肿瘤期损害出现溃疡（图 43.5）。

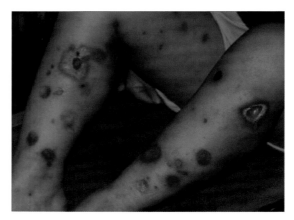

图 43.4　变应性皮肤血管炎

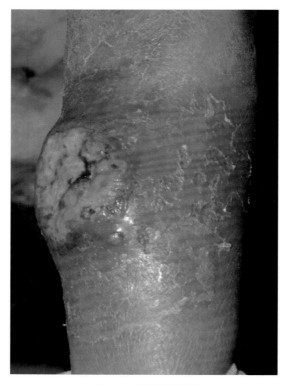

图 43.5　淋巴瘤溃疡

Q：目前只剩下坏疽性脓皮病了，可以诊断吗？

A：是的，坏疽性脓皮病是一个排除性诊断。只有在排除了其他问题之后，才能确诊。本病例的基本表现就是慢性溃疡，没有浸润性损害，没有原发性感染的依据，可以临床诊断。

Q：需要做组织活检病理检查支持本诊断吗？

A：该病例在损害边缘取活检，组织病理检查发现，表皮稍增厚，真皮全层胶原束间和血管周围片状中性粒细胞和淋巴细胞浸润，未见组织细胞浸润。部分小血管壁纤维素样变性。从组织病理检查结果看，有白细胞碎裂性血管炎表现，与某些文献认为本病是血管炎的理论相契合。但应当说明的是，尽管有认为坏疽性脓皮病是一种血管炎，不过多数活检表现为中性粒细胞浸润，被称为中性粒细胞性皮炎。特别是在溃疡下方或附近取材，常有血管壁纤维素样变性，这是一种血管炎样反应性炎症，而不是真正的血管炎。所以坏疽性脓皮病的组织病理表现更常见的是非特异性炎症，病理检查的主要意义是排除其他疾病，特别是肿瘤类疾病。不能根据病理表现中是否有血管炎来左右本病的诊断。

Q：本病还和其他哪些疾病有关？

A：某些疾病与坏疽性脓皮病有关，慢性炎性肠病，一些血液疾病，如骨髓增生不良、多发性骨髓瘤、粒细胞性白血病等。所以肠镜检查、骨髓穿刺等是必须要做的检查。本病例上述检查均未发现异常。但血清 IgA 升高 1 倍，支持本病的诊断。

Q：本病例是如何治疗的？

A：口服泼尼松片 40mg/d，2 周左右溃疡停止发展，并开始变浅。2 个月左右溃疡缩小 50%，但出现糖尿病，于是泼尼松减少为 20mg/d，但 2 周后溃疡有扩大倾向，联合硫唑嘌呤 100mg/d，再治疗 3 个月溃疡基本愈合，留有萎缩性瘢痕和色素沉着。而后泼尼松继续减少为 10mg/d，硫唑嘌呤 100mg 隔日一次，维持治疗半年后停药。此后随访 1 年无复发。

小结

　　小腿溃疡性疾病常见，而且病种较多，遇到此类问题时，临床诊断的基本思路是，先考虑常见病，如淤积性皮炎继发溃疡、外伤性溃疡、感染性溃疡等。另外淋巴瘤、鳞状细胞癌等也是需要考虑的疾病。所以当临床不能明确诊断时候，组织病理检查是很有必要的。尽管本病例中组织病理的特异性有限，但对部分疾病，特别是肿瘤性疾病是非常有价值的。

病例 44

口腔、眼结膜糜烂、粘连

（瘢痕性类天疱疮；鉴别寻常型天疱疮、白塞病、多形红斑、副肿瘤性天疱疮）

病例介绍

患者，女性，56岁。

主诉：口腔糜烂半年，眼结膜糜烂4个月。

现病史：患者半年前无明显诱因，多处牙龈黏膜出现小水疱、糜烂，继而发展至上腭黏膜，进食疼痛明显。4月前左眼下睑结膜发红，出现糜烂、渗液，逐渐发展至右侧眼睑。数月后左眼睑明显粘连，睁眼困难，曾以抗生素眼液滴眼治疗未能控制病情。发病以来，无发热，无关节肿痛，无消瘦，大小便正常。

既往史：无特殊疾病。

个人史：无特殊。

家族史：无特殊。

体格检查：一般情况好，心、肺、腹物理检查无异常发现。

皮肤科检查：上下牙龈，上腭多个大小不等片状糜烂（图44.1，图44.2）。双眼球结膜充血，睑结膜糜烂渗液，双侧睑结膜（以左

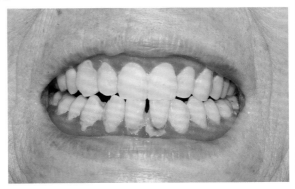

图 44.1　牙龈多发糜烂

侧为重）粘连，上下穹窿缩短，眼裂变窄（图 44.3）。皮肤及其他黏膜部位未见异常。

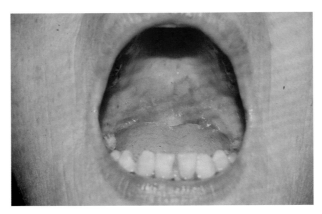

图 44.2　上腭多个糜烂

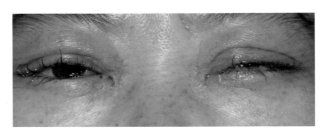

图 44.3　结膜糜烂

Q：临床上既出现口腔黏膜的糜烂又伴眼部黏膜损害疾病有哪些？

A： 多形红斑、寻常型天疱疮、黏膜类天疱疮、白塞病、副肿瘤性天疱疮。

Q：根据该患者的具体表现，首先可以排除的疾病是？

A： 首先可以排除多形红斑。该患者的病程是慢性渐进发展的过程，而多形红斑往往发病比较急，短时间内就可出现口腔、眼、皮肤的水疱和糜烂，虽然存在慢性渗出性多形红斑的病例，但表现为反复多次发作的病程，而不是持续加重的病程。并且患者的皮肤也未见水肿性红斑、靶形损害等多形红斑的皮损。白塞病是口-眼-生殖器综合征，但是口腔的特征性损害是反复发作的痛性溃疡（图44.4），10天左右可自愈，而不是持续发展的糜烂；眼部的损害虽然也可出现结膜炎，但严重的眼部炎症位于虹膜睫状体，造成前房积脓、青光眼、视网膜血管炎等内眼损害，并没有该患者的黏膜粘连等外眼损害的体征。所以白塞病也基本可以排除。

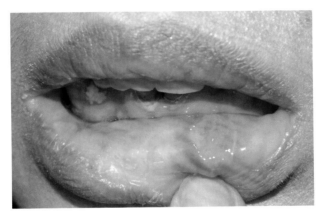

图 44.4　白塞病口腔溃疡

Q：寻常型天疱疮、黏膜类天疱疮和副肿瘤性天疱疮都属于自身免疫性大疱性皮肤病，可以通过临床表现将其区分吗？

A：这3种大疱病的共同特点都是可以出现明显的口腔黏膜的糜烂，严重的病例可伴随眼部或其他黏膜部位的糜烂，都可以出现或者不伴有皮肤的损害。皮损特点的确没有本质差别。但寻常型天疱疮口腔糜烂往往比较严重而相对眼部的损害较轻，也不易造成睑结膜的瘢痕和粘连；副肿瘤性天疱疮的口腔和眼部损害都可以非常严重，但患者一般状况较差，容易伴有发热等全身症状。黏膜类天疱疮的水疱位于表皮下，与表皮内水疱病的天疱疮比较，更容易影响真皮结构导致糜烂愈合后的瘢痕形成。所以这3种大疱病中，该患者罹患黏膜类天疱疮的可能性最大。

Q：有什么进一步的检查可以鉴别吗？

A： 首先可以考虑行无创性的血清免疫学检查：桥粒芯蛋白 3（dsg3）的抗体和类天疱疮的抗体检测，间接免疫荧光（IIF）检测，大鼠膀胱移行上皮为底物的间接免疫荧光检测。

Q：dsg3 阴性，IIF 阴性，移行上皮的 IIF 阴性，类天疱疮 BP180 30U/ml（正常 <9U/ml）。如何解读这样的化验结果？

A： dsg3 的抗体检测对于寻常型天疱疮尤其是黏膜主导型，敏感度 80% 左右；移行上皮的 IIF 对于副肿瘤性天疱疮的敏感度也超过 80%。所以其阴性结果基本可以排除寻常型天疱疮和副肿瘤性天疱疮的可能。

Q：IIF 的检查既没有发现棘细胞间的荧光沉积也没有基底膜带的荧光，是否可以排除类天疱疮的诊断呢？

A： 不能排除。因为黏膜类天疱疮的 IIF 阳性率不超过 20%，所以不能以阴性结果排除此诊断。

Q：BP180 抗体的阳性如何解释呢？

A： 此抗体虽然为阳性，但数值不高，尚不能排除假阳性的可能。但如果结合患者同时 dsg3 和移行上皮的 IIF 的阴性，则更加倾向于黏膜类天疱疮的诊断。

Q：还有什么方法可以明确诊断？

A： 这 3 种疾病的组织病理有明显的差别，直接免疫荧光的阳性率也远远高于间接免疫荧光。

该患者的病理结果：表皮下疱，真皮浅层淋巴细胞为主灶状浸润（图 44.5）。天疱疮是棘刺松解导致的表皮内水疱，类天疱疮是表皮下水疱，所以根据病理可以最终确诊。

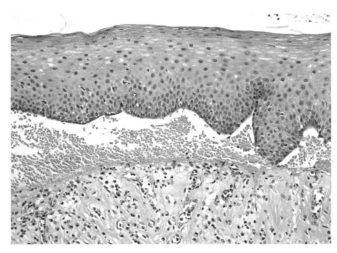

图 44.5　瘢痕性类天疱疮病理表现

Q：患者是如何治疗的？

A：口含醋酸泼尼松龙 30mg/d，眼科给予糖皮质激素、抗生素、玻璃酸钠滴眼液。口腔糜烂缓慢愈合，眼部渗出减少。2 个月后口腔糜烂基本愈合，眼部炎症明显消退但粘连持续存在。开始逐渐减少激素用量。一年后醋酸泼尼松龙减至 15mg/d，行眼科手术松解粘连扩张眼裂。2 年后醋酸泼尼松龙 7.5mg/d。

小结

　　黏膜类天疱疮好发于中老年人，绝大多数患者累及口腔黏膜，牙龈黏膜是最易受累的部位。眼部黏膜也常受累，可发生结膜充血、睑球粘连，若治疗不及时甚至可导致失明。少数患者也可累及外阴和鼻黏膜等其他黏膜，部分患者可出现皮肤损害。该病的自身抗体可识别半桥粒的多种成分，包括 BP180、层粘连蛋白 5、α6β4 整合素和Ⅶ型胶原。常规的免疫学检查诊断的敏感度不太高，若免疫学检查阴性并不能排除。目前的临床检查中，组织病理结果更有诊断意义。患者仅有局限性口腔损害，可先予糖皮质激素、抗生素、麻醉剂、生理盐水的混合漱口液进行局部治疗即可。绝大多数患者含服泼尼松龙不超过 30mg/d 的剂量即可控制，仅极重症患者需将剂量加至 50 ～ 60mg/d。治疗顺利的患者 1 年余可基本治愈。治疗过程中可配合含服制霉菌素，防止口腔念珠菌感染。存在眼部损害时须及时配合眼科治疗，眼部的许多损害不可逆转，所以早期的干预治疗非常重要。

病 例 45

面部单发浅表溃疡

（基底细胞癌；鉴别感染、鳞状细胞癌）

病例介绍

患者，女性，36 岁，维吾尔族。

主诉：鼻部破溃，不断加重 3 年，疼痛不明显。

现病史：3 年前患者发现鼻尖出现一个小黑点，没有理会。此后黑点不断增大，1 年左右长到绿豆大小，在当地就医，诊断为色素痣，用激光治疗一次。3 个月后原部位又出现一些黑点，此后皮疹逐渐扩大，并出现流水、少量出血。近 1 年半以来皮疹表面发生破溃，不断加重。1 年前去某医院就医，诊断为寻常狼疮，给予口服异烟肼、乙胺丁醇和利福平，连续 1 年，但皮疹没有控制，仍继续发展。同时外用多种抗生素、中药等，也没有效果。后来我科门诊就医。发病以来没有发热，无关节肿痛，无消瘦，大小便正常。

既往史：无特殊疾病。

个人史：无特殊。

家族史：无结核病等慢性病史。

体格检查：一般情况好，心、肺、腹物理检查无异常发现。

皮肤科检查：双侧鼻翼及鼻小柱部分破溃、缺失，表面有黑痂。溃疡边缘见间断性黑灰色堤状隆起，表面光滑，部分区域有毛细血管扩张。皮疹触诊韧硬，无压痛。下颌、颈侧浅表淋巴结无肿大（图 45.1）。

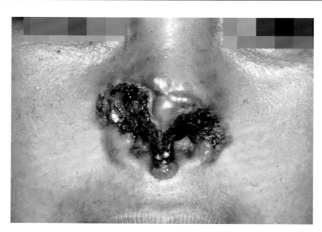

图 45.1 鼻部溃疡、黑痂

Q： 此类面部溃疡性皮肤病在临床有时可以见到，但许多医生对这样的皮疹的诊断无从下手，应当如何考虑？

A： 根据临床常见的情况，主要有感染、肿瘤和非感染性炎症三大类。

Q：具体该病例，临床需要如何考虑？

A： 首先要考虑基底细胞癌，其次是毛霉病等感染性疾病，坏疽性脓皮病等可能性较小。

Q：毛霉病典型的表现就是黑痂，与本皮疹非常近似，为什么不首先考虑毛霉病呢？

A： 的确是这样，毛霉病之所以临床表现为黑色厚痂，是因为毛霉菌具有亲血管性，真菌的栓子阻塞血管后，造成血管供给区域皮肤的缺血坏死，所以产生黑痂。毛霉感染引起的黑痂发生迅速，为密实、较均一性、干燥性黑痂（图 45.2），与本病例缓慢进展、少量渗液、断碎的黑痂等完全不同。所以不能首先考虑毛霉感染。

当然，真菌的检查也是很有必要的。

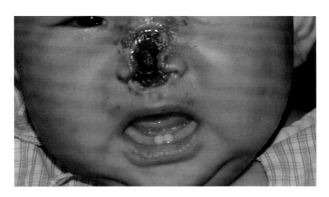

图 45.2　毛霉感染

Q：患者皮疹主要表现为慢性溃疡，坏疽性脓皮病有可能吗？

A：当然需要考虑。不过，此病例初发为小黑点，1 年后才逐渐发生溃疡，表面有黑色痂，边缘不是紫红色水肿性损害，也没有脓疱，这些都不符合坏疽性脓皮病。当然，坏疽性脓皮病是排除性诊断，必须除外各种情况，才能确诊。

Q：从刚才的临床分析中，首先考虑的是基底细胞癌，为什么？如何抓住临床特点？

A：我们以往讲过，溃疡是继发性损害，即此类损害缺乏特征性，单根据溃疡是很难诊断或鉴别的。所以重要的是观察、寻找其他损害，特别是原发性损害。本病例中，在溃疡周边有一断续的堤状隆起性边缘，表面光滑，有一些黑色斑点，境界清楚，质地韧硬。这正是基底细胞癌的皮疹特点。抓住这些特点，既可以确诊基底细胞癌，也可以排除其他的诊断。

Q：需要做组织活检病理检查支持本诊断吗？

A：当然，对于肿瘤性疾病的诊断，不管临床如何典型，组织病理检查是必不可少的。该病例在损害边缘取活检，组织病理检查发现：真皮全层大小不一的基底样细胞团块，肿瘤组织边缘细胞为短柱状基底样细胞呈栅栏状排列，周围有一明显嗜酸性纤维膜（图 45.3）。完全符合基底细胞癌，结节型。

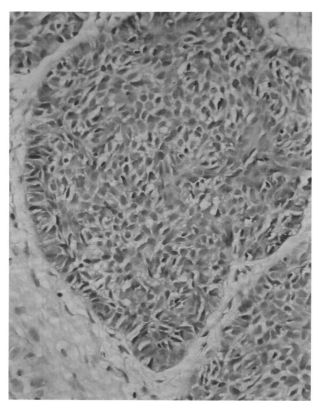

图 45.3　基底细胞癌病理表现

Q：本病例是如何治疗的？

　　A：肿瘤浸润深在，鼻翼及其软骨都已经破坏，所以需要分两次手术。第一次运用 Mohs 手术彻底切除肿瘤组织。等数周后，局部肉芽组织增生后，再二次手术植皮修复缺损。此后随访 3 年无复发。

小结

　　面部溃疡性疾病并不常见，遇到此类问题时，除了对溃疡本身检查外，应当特别关注溃疡基底有无浸润，周边有无增生性边缘等，这些才是疾病特征性损害，才是诊断的线索。

　　关于基底细胞癌，尽管临床有多种类型，但基本特点是损害周边有一个线状或断续性隆起的边缘，质地硬，表面光滑。但不同类型的发病过程不同。结节型初期是一个黑色或粉红色结节，逐渐增大，此后中央破溃，出现上述典型的边缘表现。而浅表播散型，早期即表现为褐色或淡红色斑片，表面渗出、结痂，遗留萎缩，边缘损害更细一些，逐渐向外周扩张。

第八部分

出血性皮肤病

涂 平

病 例 46

下肢多发性出血性斑丘疹

（过敏性紫癜；鉴别变应性血管炎、血小板减少性紫癜）

病例介绍

患者，女性，56岁。

主诉：双下肢皮肤红点1个月，偶尔瘙痒。

现病史：2个月前发生咽痛，自行服用双黄连口服液、板蓝根冲剂4天，没有好转，出现咳嗽、黄痰等，随即到附近医院就医，诊断为气管炎，给予氨苄青霉素等口服1周，咳嗽和黄痰明显好转。1个月来，发现双小腿出现很多小红点，以为是药物过敏，没有理会。此后皮疹部分变淡，部分新生，逐渐增多，发展到大腿。在当地就医，静脉注射维生素C、葡萄糖酸钙等10天，没有控制住病情，之后来我科门诊就医。发病以来无发热，无腹痛及关节痛。

既往史：无药物过敏史。

家族史、个人史：无特殊。

体格检查：一般情况好，心、肺、腹物理检查无异常发现。无咽部充血、瘀点，无扁桃体肿大。关节无肿大，无压痛。

皮肤科情况：双下肢，对称、多发性红色斑丘疹，1～3mm大小，水肿性，部分压不褪色。皮疹在双大腿内侧和髋关节外侧区域更明显。未见溃疡、未见萎缩（图46.1、图46.2）。

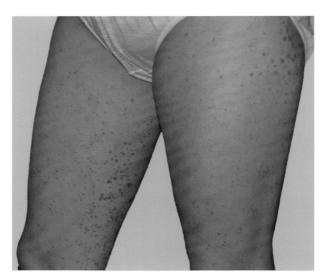

图 46.1 大腿散在红斑疹

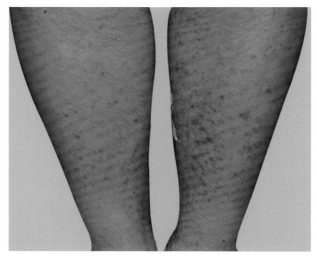

图 46.2 小腿散在红斑疹

Q：根据临床表现，需要考虑哪些疾病？

A： 过敏性紫癜、变应性血管炎、血小板减少性紫癜、药疹、湿疹。

Q：如何排除可能性较小的疾病？

A： 在本病例中，基本损害是红色小丘疹，而不是血小板减少性紫癜表现出的出血性斑疹、斑片，所以后者可以很容易地排除掉。其次就是和湿疹及药疹区别。湿疹的红色丘疹多有片状聚集的倾向，常有渗出和小水疱。而此病例损害较一致，分布较均匀而散在，没有渗出，瘙痒很轻，所以可以排除湿疹。至于药疹，尽管可以是类似皮疹，但多数是为急性过程，停药后逐渐消退，与本病例不符。

Q：本病例是过敏性紫癜还是变应性血管炎？如何从皮疹进行分析？

A： 本病例的基本损害是双下肢分布的红色小丘疹，多数是出血性的，所以首先考虑血管炎的诊断。临床最常见的血管炎是过敏性紫癜和变应性血管炎，但临床诊疗中不少医生认为这两种疾病不好区别，这主要是没有掌握这两者的临床特点。过敏性紫癜的主要皮疹为出血性小丘疹，浸润不明显，一般没有明显溃疡，愈后没有萎缩，与本病例特点非常一致；而变应性血管炎多有浸润性小结节、溃疡、坏死、萎缩等（图 46.3）。

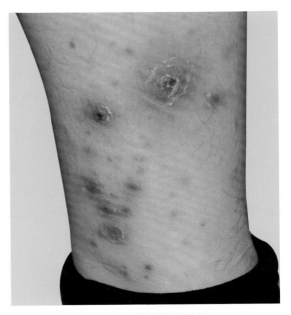

图 46.3　变应性血管炎

Q：对于该病例，还需要做哪些实验室检查吗？

A：如果是基层医生，已经可以做出临床诊断了。但一些检查还是很有必要的。如血常规检查，不仅仅是要注意血小板的计数，更要关注血白细胞的数量和比例，如某些白血病、感染、药物反应等均有特殊的血液学表现。另外，尿常规检查对确定是否有肾损害也是很有帮助的。至于活检组织病理学检查，尽可能做，这对区分过敏性紫癜和变应性血管炎及其他疾病有一定意义。

Q：在门诊实际工作中，很多医院给此类患者做过敏原检查，寻找过敏原因，这可行吗？

A：血管炎的患者发病主要是Ⅲ型变态反应，而我们临床检查过敏原的方式为点刺、皮内试验、斑贴试验或特异 IgE 等。这些只能对筛选某些Ⅰ型或Ⅳ型变态反应中的过敏原有帮助，但对发现血管炎类疾病的过敏原意义不大。

Q：此患者发病的可能原因如何考虑？

A：患者发病前 1 个月有呼吸道感染和用药史，所以需要考虑感染或药物的可能。但她的血、尿常规检查和肝、肾功能等均正常，实验室检查并没有提供有意义的线索。

Q：本患者是如何治疗的？

A：尽管本病例发病前 1 个月有呼吸道感染及用药情况，但目前已无此情况，血常规正常，所以目前没有使用抗感染药物的必要。有关可疑药物早已停用，所以对病因或诱因方面没有相应的措施。只能根据发病机制或对症治疗。米诺环素 50mg，每日 2 次，抑制中性粒细胞趋化；阿司匹林肠溶片 100mg/d，清热凉血中药，联合治疗 1 个月后，皮疹基本消退。而后 2 周有一次轻度复发，但继续用药，休息 2 周后完全恢复。目前已经随访半年无复发。

小结

　　过敏性紫癜在临床比较常见，容易与变应性血管炎相混淆，但两者的系统受累情况、病程和预后等均相似，即使鉴别不清，也并不影响治疗。所以主要精力不应当放在这两个病的鉴别上，而应当关注与非血管炎类疾病等鉴别。另外，在病程和治疗方面，部分血管炎属于慢性疾病，常有迁延、复发，所以需要长期和维持治疗。

病 例 47

眶周瘀斑

（系统性淀粉样变；鉴别老年性紫癜）

病例介绍

患者，女性，68岁。

主诉：眼皮、手背皮肤出血2个月，无痒痛。

现病史：3个月前发现双眼皮出现紫红斑，无明显外伤因素。1周后情况没有好转，紫红斑面积还在扩大，自行就医，医生考虑与口服阿司匹林有关，嘱患者停止口服此药和丹参滴丸等活血性中药。但此后2～3周，皮损仍没有减轻，手背等也出现了红斑。再次就诊，被认为是老年性紫癜，给予维生素C、钙片、芦丁片等口服，连续3周后还是没有疗效。来我科门诊就医。发病以来无发热，无腹痛及关节痛。

既往史：有高血压、脑血栓病史。

个人史：无特殊情况。

家族史：无特殊情况。

体格检查：一般情况可，心、肺、腹物理检查无异常发现。浅表淋巴结无肿大。

皮肤科情况：双眼睑、右口周、双手背暗红色斑片及多发性斑疹、斑丘疹，压不褪色，部分呈黑紫色。个别黑痂，未见溃疡、未见萎缩（图47.1、图47.2）。

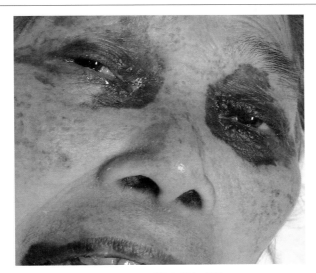

图 47.1　双眼睑紫红斑片

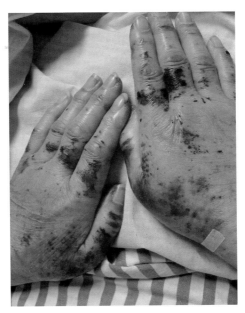

图 47.2　双手多处紫红斑片

Q：根据临床表现，需要考虑哪些疾病？

A：血小板减少性紫癜、压力性紫癜、老年性紫癜、白血病、系统性淀粉样变等。

Q：这么多疾病怎么逐一分析排除呢？

A：本病例皮疹分布很特殊，所以应当从这一特点入手进行分析。首先是血小板减少性紫癜，主要损害是出血性斑疹、斑片，容易发生在关节附近等受磕破部位，与本病例的分布特点出入较大。其次就是压力性紫癜，面部也是好发部位，多发生在儿童剧烈咳嗽或呕吐后，眼周面颊发生对称多发性出血点，很容易排除掉。老年性紫癜很常见，况且本患者长期口服阿司匹林等抗凝药物。压力性紫癜发生的可能性还是很大的。但压力性紫癜主要发生在受挤压或磕破等机械性损伤的部位，非对称性分布（图47.3），与本病明显不同。至于白血病，该患者发病数月来，无发热、全身衰竭等急性白血病等表现，不首先考虑，但需要做有关实验室检查。

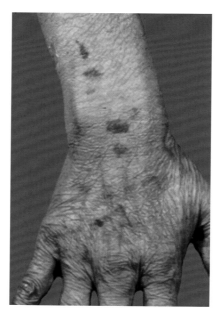

图 47.3　老年性紫癜

Q：剩下就是系统性淀粉样变了，如何确诊呢？

A：系统性淀粉样变原因不同，但组织病理机制都是血管壁及其周围因为大量淀粉样蛋白沉积，造成血管壁脆性增加，血管内红细胞外渗到皮肤组织内，产生了临床皮损。所以诊断关键是做活检组织病理检查。该患者皮疹活检结果是真皮全层，血管壁及其周围，以及胶原束间明显嗜伊红染色的、无结构均一性团块状物质沉积（图 47.4），刚果红染色阳性。符合典型的系统性淀粉样变表现。

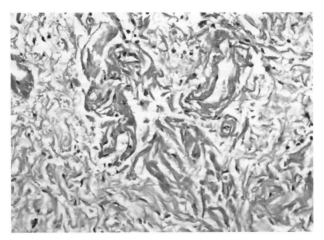

图 47.4　系统性淀粉样变组织病理表现

Q：在病因学方面必须要做的检查有哪些？

A：此病原因有两大类，肿瘤性和非肿瘤性。固定免疫蛋白电泳检查如果有单克隆条带，则支持有多发性骨髓瘤，需要补充骨髓穿刺检查。否则就可能是慢性肝病或某些结缔组织病。需要做肝功能、肝病毒有关检查，以及 ANA、dsDNA、ENA免疫球蛋白、补体、肌酶等检查。

Q：治疗策略如何？

A：本病罕见，皮肤科医师治疗经验不多。皮疹本身没有特效治疗手段。主要是针对病因治疗。即对多发性骨髓瘤或慢性肝病或结缔组织病等进行相应的治疗。

小结

　　系统性淀粉样变性是一种罕见的疾病，实际上淀粉样物质不仅在皮肤血管壁及其周围沉积，还可以在身体各器官、组织广泛沉积，出现相应的症状和体征，如皮肤出现硬韧的结节、肿块，舌体大、硬。心包因淀粉样物质沉积而硬化，出现心功能异常；肾沉积，出现肾病等。因此，皮肤科医师的职责是通过特征性皮疹，早期发现系统性淀粉样变，帮助内科医师尽早诊断此病，以便早期治疗，提高疗效，改善预后。

病　例 **48**

老年人头皮瘀斑

（血管肉瘤；鉴别丹毒、老年性紫癜）

病例介绍

患者，男性，71 岁，退休。

主诉：头皮红斑 1 年，逐渐发展，偶有疼痛。

现病史：1 年前，患者发现左前额处青紫，无不适，不脱皮屑。自己分析是前几天从大衣柜上取东西时被砸了一下。但等了几个星期后青紫并没有消退，反而有些扩大，于是到医院就医，被诊断为丹毒，静脉点滴青霉素连续 2 周，没有效果。后又口服莫西沙星（商品名：拜复乐）连续 10 天，仍然没有控制病情。此后在多家医院就诊，考虑皮炎、银屑病及皮下淤血等，给予局部理疗，外用红花油，口服云南白药等多种药物，均无效果，紫红斑逐渐向头皮等周围扩散。有时有轻微刺痛感。半年前在某医院诊断血管瘤，手术切除部分。但近几个月红斑迅速扩大，来我科门诊就医。

既往史：有高血压 20 年，一直口服药物控制；糖尿病 10 年，注射胰岛素治疗。

个人史：无特殊情况。

家族史：无类似病症者。

体格检查：一般情况好，心、腹物理检查无异常，右侧胸部听诊呼吸音稍弱，轻度叩击痛。左侧颈部可扪及 3 个淋巴结，约花生米大小，质地硬，容易移动，无压痛。

皮肤科检查：左前发际、颞部及头皮大片状暗红斑块，部分呈深紫色，左头顶红斑区有紫黑色小丘疹和结节，部分红斑有浸润；皮损表面无鳞屑，无破溃，压之不退色，无压痛；皮损边缘较清楚（图 48.1）。

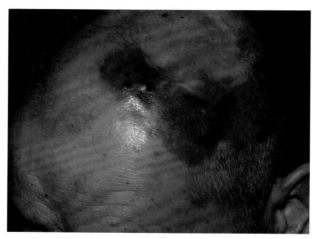

图 48.1　头皮暗红斑块

Q：此种类型的红斑很少见，临床应当如何考虑？

A：首先从常见病进行排查分析。头面部红斑性皮疹，首先考虑炎症，如各种皮炎、银屑病、丹毒等。少数情况是血管性疾病，如鲜红斑痣等。

Q：具体的分析思路是什么？

A：本病例发病初期，只有红斑，没有脱屑，确实应当考虑丹毒。但是没有发热，没有局部疼痛，这在丹毒中是很少见的，经过 3 周多的抗生素治疗，仍然没有效果，这就可以排除丹毒的诊断。根据病程发展，表现为慢性红斑性疾病，需要考虑非感染性炎症，但此红斑无鳞屑、无渗出、无结痂，不符合常见的染发皮炎、脂溢性皮炎、银屑病等。

Q：既然不考虑炎症性问题，下面应当怎样考虑？

A：于是方向转为非炎症性疾病。患者红斑压不退色，说明是出血性问题。患者老年人，发病前有局部外伤史，要考虑老年性紫癜、压力性紫癜等，但长达 8 个月的病史与此类情况很不符合。如果是血小板减少性紫癜或其他凝血机制异常的问题，一般出血斑更广泛、多发、多样性，而不是局限性大片瘀斑样皮疹，而且不会有小结节性皮损，因此可能性不大。关于上一个病例讲到的系统性淀粉样变，可以表现为局限性长期不消退的瘀斑，但皮疹主要发生在皮肤薄嫩处或容易受压力、摩擦部位，如眼睑、手背等处，而不是头皮处。当然，活检病理检查是很有必要的。

Q：还有其他考虑吗？

A：当然有，上面是一些常见情况。临床中，慢性红斑也可以是皮肤血管肿瘤的表现之一。头面部最常见的血管问题是鲜红斑痣，此病是一种先天性小血管畸形，因此主要发生在新生儿，老年人罕有发病。另一种，就是皮肤血管肉瘤，其中一种就好发于老年人的头面部，表现为逐渐发展的暗红或瘀斑样损害，与本病例非常相似，但需要活检病理检查证实。

Q：组织病理结果如何？

A：结果显示真皮浅中层大片血管外红细胞（图 48.2）；部分区域梭形细胞明显增生，并见一些不规则的管腔结构，管壁有梭形细胞向腔内突起，异形明显（图 48.3）。符合典型的血管肉瘤表现。

Q：能就临床与病理的关系解释一下吗？

A：临床与病理分析非常重要，这对理解皮疹特征非常重要。本病例病理中真皮组织内有大片血管外红细胞出现，这是临床紫红色瘀斑的组织学基础。另外，病理中明显梭形细胞的增生，并有血管腔结构，是临床部分紫黑色结节以及浸润性斑块的病理生理基础。换言之，临床浸润性损害意味着组织病理有某些细胞的浸润或增生。

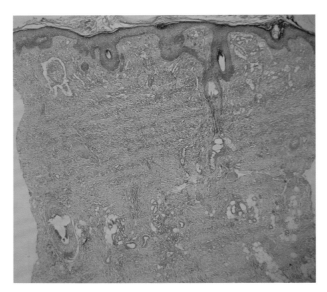

图 48.2　真皮浅中层大片血管外红细胞

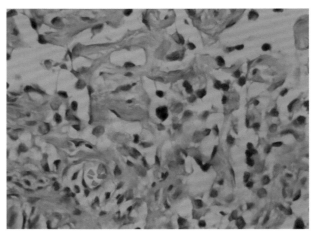

图 48.3　不规则管腔，异形梭形内皮细胞

Q：该患者家属询问预后，如何回答？

A： 这是一个常遇到的临床问题。针对该患者，预后不好，理由是老年人头面部血管肉瘤自然过程发展较快，在数月或 1 年内发生转移而危及生命，常见的是肺转移。该患者体检时发现有左侧颈淋巴结肿大，左肺呼吸音较弱，提示可能已经发生了转移。此时一般病程不超过半年。

Q：目前诊断明确了，该如何治疗呢？

A： 非常遗憾，目前对血管肉瘤没有特效治疗。很早期手术彻底切除有治愈的可能。而该患者临床已经有转移表现，治愈可能性很小。可以尝试干扰素肌内注射或皮损局部放射治疗等，但疗效非常有限。

小结

本病例尽管少见，但为临床瘀斑类皮肤病的诊断、鉴别诊断提供了更广阔的思路。即对瘀斑类损害，除了常规应当考虑的凝血问题、血管炎症损伤外，血管肿瘤也可有类似表现。再有，体会到血管肉瘤的早期诊断、治疗对预后有重要的影响。

第九部分

毛发指甲疾病

涂 平

头皮不规则脱发，伴萎缩

（瘢痕性脱发；鉴别斑秃、梅毒性脱发、铊中毒性脱发）

病例介绍

患者，女性，33 岁。

主诉：头皮发红 3 年，脱发 2 年，偶有痒痛。

现病史：患者 3 年前开始，无原因出现头皮脱屑，照镜子时发现头顶皮肤发红，自认为是"头癣"，外用"达克宁（咪康唑）" 2 周，没有效果。半年后去当地医院就医，被诊断为脂溢性皮炎，给予"采乐（酮康唑）"每周洗发 3 次，连续 2 个月，病情没有好转。再次就医，改用"希尔生（二硫化硒）"洗发 2 个月，仍然无效，遂自行停用。2 年来皮疹逐渐扩大，并出现脱发。再次就医，诊断为"脂溢性脱发"，先后给予"益肾生发颗粒""养血生发胶囊"等半年无效。后自行服用"韩勇 9+9"、外用"101"等均无效果。脱发情况不断加重，偶尔有皮肤痒痛感。1 年前被某医院诊断为头癣，口服"灰黄霉素" 1 个月无效，又改用"特比萘芬"口服 2 个月，仍然没有好转。后放弃治疗。2009 年 6 月来我科门诊就医。

既往史和家族史无特殊。

体格检查：一般情况好，心、肺、腹物理检查无异常发现。

皮肤科检查：头顶约 6cm 大小的头发稀疏区，境界较清楚，皮损内一些红色斑丘疹和斑片，少许剥蚀和屑痂，部分有浸润；间有不规则色素减退斑，表面萎缩。头发明显减少，部分细短，未见断发和鳞屑性发鞘（图 49.1）。

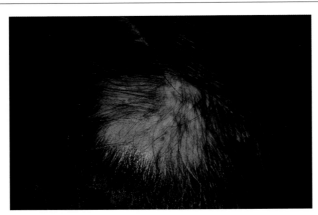

图 49.1　头皮脱发、红斑片伴色素减退斑

Q：临床脱发性疾病有哪些?

A： 斑秃、头癣、脂溢性脱发、雄激素源性脱发、生长期脱发，以及瘢痕性脱发（红斑狼疮、扁平苔藓、硬斑病）、梅毒、铊中毒、人工性脱发等。

Q：根据照片中皮损表现需要考虑的疾病有哪些?

A： 皮疹特点为头顶部红斑、脱发，临床主要考虑的疾病是：红斑狼疮、扁平苔藓、硬斑病、人工性脱发等。

Q：为何不考虑头癣?

A： 就病史而言，头癣主要发生在儿童，因为头皮皮脂和脂肪酸少，对真菌抵抗力较弱。成人也可以患黑点癣等，但主要发生在免疫受损的人群，如肿瘤、化疗、长期服用糖皮质激素、严重糖尿病等。此患者 33 岁，没有上述情况，所以可以排除。从皮疹分析，头皮尽管有红斑等炎症，但没有断发或黑点，没有发鞘等头癣的基本损害（图 49.2），所以不予考虑。

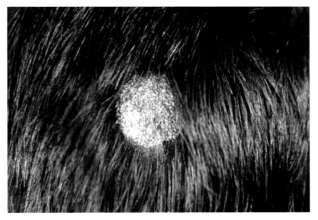

图 49.2　白癣临床表现

Q：皮疹是局限性、不对称性脱发，为何不考虑斑秃？

A：斑秃的基本特点之一是只有脱发，没有头皮炎症（图49.3），该患者在脱发区域有红斑、斑块、色素减退、萎缩等，完全可以排除斑秃。梅毒、铊中毒同理也可以排除。

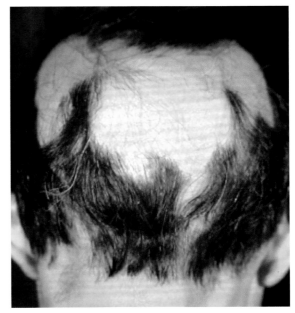

图 49.3　斑秃皮疹表现

Q：该患者头顶区域头发稀疏，逐渐加重，与脂溢性脱发相似，如何鉴别？

A： 关于脂溢性脱发，目前认为实际就是雄激素源性脱发。局部雄激素活性过高，或反应过度，同时引起多油和脱发，并不是出油引起脱发。此病特点脱发从前发际和/或头顶开始，中央重，边缘轻，与周边正常毛发呈渐进性，分界不清（图49.4）；虽然可以有瘙痒和脱屑、红斑，但没有斑块、没有萎缩。与此患者损害有明显不同。

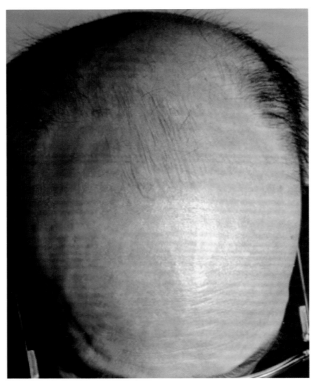

图 49.4　雄激素源性脱发

Q：人工性脱发（拔毛癖）需要考虑吗？

A：当然需要。此患者脱发呈不规则，不均匀性，与人工性脱发有相似之处，但人工性脱发没有头皮原发皮疹，而该患者有红斑、萎缩，故可以排除。

Q：根据上述分析，瘢痕性脱发的可能性最大，但此类脱发包括哪些疾病？

A：是的，瘢痕性脱发指炎症等原因造成毛囊破坏引起的脱发。因为各种慢性毛囊炎以及脓癣等产生明显的增生性瘢痕，与本患者明显不同，所以，本患者主要考虑红斑狼疮、扁平苔藓和硬皮病。

Q：该患者通过临床皮疹可以区分出是哪一种疾病吗？

A：应当可以，让我们试着分析一下。首先，我们再复习一下该患者的主要皮疹特征：头顶区域慢性红斑、斑块，间有色素减退斑，萎缩，毛发明显稀疏。

扁平苔藓引起的脱发，或者称毛发扁平苔藓，主要表现为散发性，数毫米大小的脱发斑，与梅毒性脱发有些类似，但脱发处有皮肤萎缩。而此患者皮损为大片脱发斑，与扁平苔藓有很大差别。

瘢痕性脱发中，另一种常见的疾病是硬斑病。但硬斑病多为带状分布，明显凹陷，表面褐色，硬韧，很少有红斑（图49.5）。

最后就是红斑狼疮了。盘状红斑狼疮的损害，主要表现为浸润性红斑，境界清楚，慢性皮疹常有萎缩，色素减退，累及头皮时，出现可逆或永久性脱发。这些特点与本病例表现十分吻合。因此符合盘状红斑狼疮的表现。

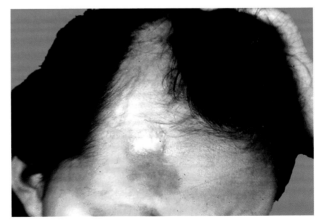

图 49.5　带状硬斑病

Q：还需要进一步的实验室检查吗？

A：当然。因为红斑狼疮与一些淋巴细胞浸润类疾病有时非常近似，所以组织病理检查十分必要。再有，系统性红斑狼疮也可以有盘状红斑狼疮的皮损，所以免疫学检查也是需要的。

组织病理显示：表皮基底细胞水肿，真皮全层血管和附属器周围结节中淋巴细胞为主浸润，胶原束间明显黏蛋白沉积。符合红斑狼疮的表现。支持盘状红斑狼疮的临床诊断，也排除了其他临床鉴别诊断的疾病。血、尿常规，ANA、dsDNA、ENA 等有关检查无异常，也证明目前无系统损害。这对判断病情和治疗非常有帮助。

Q：此病例是如何治疗的？

A：确诊后，局部外用曲安奈德益康唑乳膏（商品名：派瑞松），每天 2 次连续 1 个月，此后外用他克莫司软膏，每天一次。同时口服羟氯喹，0.3g/d，治疗后 2 个月后红斑基本消退，浸润明显改善。半年后色素减退斑没有明显改善，部分毛发恢复。后持续治疗 1 年。目前病情稳定，随访中。

小结

盘状红斑狼疮临床不少见，累及头皮时，因脱发容易造成误诊。但只要抓住患者皮疹的基本特点，并掌握了其他相似疾病的主要临床特点，就可以在临床层面进行诊断和鉴别。关于治疗，为避免长期外用糖皮质激素可能造成的皮肤萎缩，采用了他克莫司软膏外用。因为组织病理发现真皮中深层均有炎性细胞浸润，所以单纯外用药物疗效有限，需要口服药物。该患者无系统损害，没有口服糖皮质激素或免疫抑制剂的必要，所以口服羟氯喹是首选药物，0.2 ~ 0.4g/d，根据病情需要连续用药半年以上。注意药物有关的不良反应。

病 例 50

头皮断发

（头癣；鉴别头皮脂溢性脱发、其他瘢痕性脱发）

病例介绍

患者，男性，6岁。

主诉：头皮脱发2个月，脱屑，轻痒。

现病史：2个月前家长发现患儿头皮有白色脱屑，一些头发脱落，患儿有时搔抓。当地就医考虑脂溢性皮炎，用"采乐"洗头，外用"乐肤液（哈西奈德）"，连续2周，效果不明显，皮疹扩大，脱发更重，再次就诊，诊断营养不良性脱发，给予锌、钙、铁制剂和多种维生素口服，1个月，病情仍在发展，之后来我科门诊就医。

既往史和家族史无特殊。

个人史：3个月来家里饲养一只小狗。

体格检查：一般情况好，心、肺、腹物理检查无异常发现。

皮肤科检查：头顶部约4cm大小头发稀疏区，境界清楚，患处明显白色鳞屑，并有密集数毫米长的毛干，周围绕有明显白色鳞屑（图50.1）。

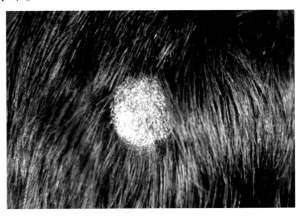

图 50.1 头皮断发，白色发鞘、鳞屑

Q：根据临床表现，需要考虑哪些疾病？

A： 需要考虑头癣、脂溢性脱发、瘢痕性脱发（红斑狼疮、扁平苔藓、硬斑病）、人工性脱发等。

Q：针对皮疹特点，首先需要考虑的疾病是？

A： 皮疹特点是头顶部片状断发，有明显白色发鞘，头皮鳞屑明显。这些特点符合典型的白癣。

Q：该患者头顶区域头发稀疏，有明显鳞屑，尽管与脂溢性脱发有一些不同，但如何在细节上区分？

A： 脂溢性脱发的特点是脱发从前发际和 / 或头顶开始，中央明显，周边与正常毛发呈渐近过渡，分界不清；小片薄鳞屑，红斑，但没有斑块、没有萎缩。与此患者损害有明显不同。

Q：人工性脱发（拔毛癣）也表现为局限性脱发，和此病例有些相似，有哪些要点不同？

A： 人工性脱发主要发生在成人，脱发区断发长短不一，头皮可有点状红斑，没有鳞屑和发鞘。

Q：还需要做哪些实验室检查？

A： 拔除病发，显微镜下做真菌直接镜检，发现毛干发外大量真菌孢子。支持头癣的诊断。

Q：此病例是如何治疗的？

A： 确诊后，剃除皮损及周围的头发，局部外用头癣软膏、酮康唑软膏，每天 2 次，同时口服灰黄霉素，150mg，每日 3 次，连续 2 个月，鳞屑消退，真菌镜检和培养连续 3 次均未见真菌成分，遂停止治疗。3 个月后毛发完全恢复。

小结

头癣不少见，主要见于儿童，但免疫受损的成人也可发生，应当引起医生关注。主要特点是不同程度的断发、鳞屑和发鞘。病发直接镜检是确诊关键。一般规范治疗，都可以获得很好的疗效。

甲板增厚、发黄

（甲真菌病；鉴别银屑病甲损害）

病例介绍

患者，男性，71 岁。

主诉：右足蹈趾甲变黄、增厚 3 年，其他趾甲病变 1 年余。

现病史：患者 3 年前发现右足蹈趾甲变成黄色，增厚，用手指抠趾甲容易有碎渣。自认为是灰指甲，用食用白醋浸泡几次，没有效果。趾甲病变面积逐渐增大，一年来病变波及其他趾甲。因无不适，患者一直未就医。近期右足蹈趾走路时有些疼痛，遂来我院门诊就医。

既往史：几年前右足部被砖头砸伤过，1 个月左右恢复。几年来有时有手指、膝关节疼痛，阴天时重一些。其他无特殊。

家族史：其父亲有银屑病病史。

体格检查：一般情况好，心、肺、腹物理检查无异常发现。各关节无红肿，无压痛。

皮肤科检查：右足第 1、2、3、4 趾甲甲板颜色黄褐色，不规则厚，表面粗糙、不平整、变形，病甲远端 1/3 至整个甲板破坏，变脆，呈蜂窝状。趾甲周围的皮肤没有红肿（图 51.1）。

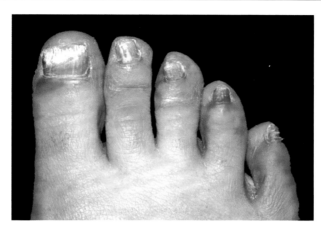

图 51.1　甲板增厚、粗糙、破坏

Q：根据目前情况，临床需要考虑的诊断有哪些？

A：需要考虑甲癣、银屑病甲损害及二十甲营养不良等疾病。

Q：如果该患者找你就医，根据目前情况，下一步需要做什么？

A：很多医生习惯于先给患者做病甲的真菌直接镜检。但根据目前所获得的病情，皮肤科体检还不全面，如足趾缝间皮肤情况，左足趾甲、双手指甲及皮肤有无皮损均需要补充体检资料。

根据照片中皮损表现，第 4 和第 5 趾缝间皮肤有明显浸渍，这对诊断有重要意义。另外，左足、右手皮肤和指（趾）甲均有损害。

Q：看来目前表现符合甲癣，现在应当做真菌直接镜检了，结果如何呢？

A：是的，尽管临床表现非常符合甲癣，但必要的实验室检查还是需要做的。真菌直接镜检就是一个快速、简便的方法。患者右足病甲经真菌直接镜检未发现真菌成分。

Q：此种情况应当如何考虑？是否应当排除甲癣诊断而考虑其他甲损害？

A：临床表现和实验室检查结果不一致的情况在临床实践中很常见。具体该病例，在鉴别诊断中当然需要考虑银屑病，特别是该患者的父亲有银屑病。但是，该患者从来没有银屑病的皮疹，体检没有发现关节损害，而且，银屑病的甲损害一般多对称分布于双手或双足，多个指（趾）甲短期内同时受累，而不从一个趾甲逐渐发展到其他趾甲；早期为甲板表面多数点状凹陷，较常见的表现为甲板远端与甲床分类，增厚甲板更容易出现分层，甲小皮或甲周常有红肿炎症表现（图51.2）。关于真菌直接镜检阴性，原因很多，和取材位置等技术因素有关。因此不能由此而否定临床诊断。

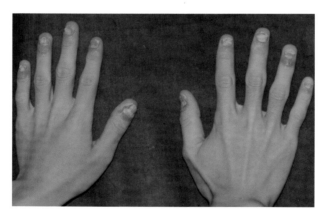

图 51.2　银屑病甲损害

Q：关于二十甲营养不良目前有什么解释吗？

A：关于二十甲营养不良，广义而言并不是一个独立的疾病，很多类似疾病，如先天性厚甲、甲扁平苔藓、甲银屑病、甲湿疹等多种先天或炎症性疾病均可出现类似损害。因此是一个排除性诊断，而不是一个刻意要做出的诊断。

Q：该患者下一步应当如何处置？

A：临床高度怀疑甲癣，但一次真菌直接镜检阴性，应当重复检查，并作真菌培养，必要时做甲板组织病理检查。这是由于甲真菌病的真菌中，除皮肤癣菌外，也可以是其他真菌。如果有菌种鉴定，特别是药敏结果，对今后的治疗很有帮助，特别是遇到耐药菌时就更有意义了。如果是口服抗真菌药物，在服药前必须要有真菌学证据，这对口服治疗是很重要的。

目前治疗，患者多个趾甲受累，而且全甲板受累，就理论而言，应当是口服治疗治愈率更高。但患者已经 67 岁，必须要考虑口服治疗的不良反应。如果患者治愈期望不高，还是以局部治疗为主。如外用联苯苄唑、酮康唑、特比萘芬、环吡酮等溶液或软膏等，连续半年以上。但一定要经常把病甲板修薄，以使药物渗透更好。如果治愈期望很高，则需要口服抗真菌药物，但此前需要真菌检查阳性结果、肝功能正常。常用药物有伊曲康唑（商品名：斯皮仁诺）400mg/d，连用 7 天，停21 天为一个疗程，需要 3 ～ 4 个疗程。也可口服特比萘芬 250mg/d，连续 3 个月以上。期间应当每个月检查肝功能等防止或减轻不良反应发生。

小结

甲癣是临床常见病，误诊为其他疾病的可能性较小，因此，诊断是以临床为主，而不要过分受真菌检查结果的左右。但当按照甲癣长时间治疗无效时，必须考虑存在诊断错误的可能，临床银屑病甲损害、甲扁平苔藓甚至甲床的恶性黑色素瘤被误诊为甲癣的病例时有发生，应当引起关注。

病例 52

单一甲下黑条带

（恶性黑色素瘤；鉴别甲母痣、甲下出血等）

病例介绍

患者，男性，57岁。

主诉：右拇指甲变黄棕色4年余，逐渐发展。

现病史：患者4年前发现右手拇指指甲有一淡黄色线，无不适，未在意。此后，色素范围逐渐扩大，加深，部分区域呈黑色。以后，在附近2家医院就医，按照甲癣外用药治疗4个月余，没有效果。一年前曾在另一家医院就诊，指甲检查有真菌，故口服伊曲康唑治疗3个月，损害仍然在发展。近期在看了电视节目后，来我科门诊就医。

既往史：无特殊。

家族史：无类似病患者。

体格检查：一般情况好，心、肺、腹物理检查无异常发现。

皮肤科检查：右拇指指甲全部为深浅不一的褐色，尺侧纵形黑色条带，部分甲板黄色，增厚，表面粗糙，中央破坏。甲小皮及近心端皮肤和指尖处有淡褐色及棕色斑片，边缘不清楚。未见破溃（图52.1）。

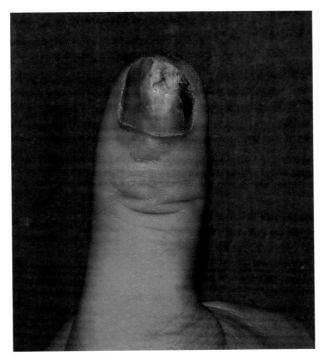

图 52.1　甲板甲周皮肤黑褐色

Q：根据目前情况，临床需要考虑的诊断有哪些？

A：需要考虑肢端恶性黑色素瘤、甲癣等。

Q：为什么要首先考虑恶性黑色素瘤？

A：本病例的皮疹特点是，整个拇指指甲及其周围皮肤出现褐色和黑色斑，颜色明显不均匀，损害远远大于 6mm，边缘不规则，损害持续发展。这些都符合恶性黑色素瘤的诊断特征。

Q：此病例临床指甲有损害，一般医生会认为与甲癣很像，具体如何区别？

A：是的，就指甲损害而言，确实非常像甲癣，特别是甲板有损害，变黄。但仔细检查时发现，在有损害的甲板区域周围，可见明显灰褐色、黑色的密集纵行条纹，这在甲癣中是没有的，而是恶性黑色素瘤的特征。再者，甲周皮肤褐色和棕色的不规则斑片也是两者的重要鉴别要点。

Q：此患者在当地检查指甲有真菌，甲板也有破坏，是否确实有甲癣呢？

A：根据这些结果需要怀疑甲癣，但患者曾经长时间外用和口服抗真菌药物，并没有临床效果，这种对治疗的反应更有临床价值。当诊断不肯定时，试验性治疗或称诊断性治疗是帮助临床诊断的重要手段。该病例对抗真菌治疗没有效果，不支持甲癣的诊断。况且甲灰黑纵线和皮肤棕褐色斑等阳性证据，更不支持甲癣的诊断。当然，有些医生要问，万一是耐药菌感染引起的甲真菌病呢？恶性黑色素瘤合并甲真菌感染的病例确实存在，但基本的临床思维逻辑是恶性肿瘤的诊治价值要远大于甲癣，而拘泥于甲癣忽略了恶性黑色素瘤的避重就轻的思维是非常危险的。

Q：除甲癣外，其他容易与恶性黑色素瘤相混淆的疾病还有哪些？

A：最常见的是甲母痣，与早期的肢端恶性黑色素瘤非常相似。但总体而言，甲母痣多见于少年和青年前发病，表现为纵形褐色或黑色素条带，颜色均匀，边缘规则，甲小皮不受累。成年后停止发展。宽度一般小于 6mm（图 55.2）。

另一个需要鉴别的是甲板下出血。其特点是突然发现的甲板下紫黑色斑，外形不规则，一般不呈纵形带状贯穿于整个甲床（图 52.3）。还有一种少见的情况，就是甲板的铜绿假单胞菌感染，表现为甲板黑绿色条带，甲板表面稍粗糙，边缘不平直、不锐利（图 52.4）。

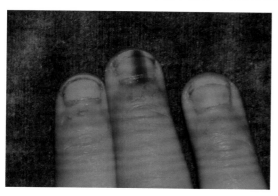

图 52.2　甲母痣

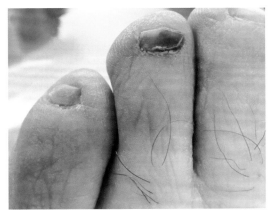

图 52.3　甲板下出血

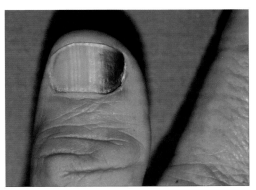

图 52.4　甲板铜绿假单胞菌感染

Q：该患者下一步应当如何处置？

A：尽管临床高度怀疑恶性黑色素瘤，但必须要组织病理证据支持。所以首先要做活检组织病理检查。关于黑色素瘤的活检，选择部位很重要，因为不同部位肿瘤浸润深度很可能不同，这对选择治疗方案会有影响。所以，应当选择临床估计肿瘤最严重的部位做活检，而不要选择肿瘤的边缘区域，否则容易过轻判断肿瘤的分期。

该患者病理诊断是原位黑色素瘤，经右上肢、肺等影像学检查，未发现淋巴结转移，所以根据治疗规范做肿瘤组织完整切除，植皮修复后至今 2 年，尚无复发，仍在随访中。

小结

恶性黑色素瘤尽管恶性程度高，但早期诊断，规范治疗后 5 年生存率还是很高的。临床主要问题是早期明确诊断较困难，容易与色素痣、甲癣、感染性肉芽肿等疾病相混淆。因此，当医生遇到上述疾病时，需要仔细甄别、分析。

主要参考文献

［1］朱学骏，涂平. 中国皮肤病与性病图鉴. 2 版. 北京：人民卫生出版社，2006.

［2］涂平. 皮肤病性病网络教程. 北京大学医学部网络学院，2004.

［3］何黎，涂平. 皮肤科疑难病例精粹. 2 版. 北京大学医学出版社，2009.

［4］涂平. 皮肤病教学案例. 北京大学医学出版社，2006.

［5］涂平. 皮肤病与性病教学案例选编. 北京大学医学出版社，2006.

［6］涂平. 实用皮肤病性病科门诊急诊手册. 北京大学医学出版社，2008.

［7］王光超. 皮肤病及性病学. 北京：科学出版社，2002.

［8］赵辨. 临床皮肤病学. 2 版. 南京：江苏科学技术出版社，2006.

［9］朱学骏译. 皮肤病理学——与临床的联系. 3 版. 北京大学医学出版社，2007.